喪屍
腦科學

從神經科學來解答，
喪屍的腦袋怎麼了？

DO ZOMBIES
DREAM OF
UNDEAD SHEEP?

Timothy Verstynen
提莫西・威斯坦恩

Bradley Voytek
布萊德利・沃特克——著

鍾沛君——譯

目次

附圖

※ 本書插圖創作者為安・卡倫尼科夫（ANNE KARETNIKOV）

序曲

所有的犧牲都不是白費

　　這並不是一本科普書。而是一本探討身為一位具有思考能力的
人類，在意義上的本質是什麼的書。不幸的是，神經科學是一門部
分建立在悲劇之上的科學領域。

　　人類對人腦的理解，絕大多數來自於研究因傷勢或疾病所苦的
活人案例。這些人不只是隱藏在醫學文獻中姓名縮寫背後的無名
氏，而是我們深愛的對象。他們是我們的父母、配偶、手足、孩子，
以及最好的朋友。然而，他們的生命因為某些不幸而出現了永久的
變化，因為他們的中樞神經系統受損，使他們的行為、思想或感知
都變得不同。

　　透過研究這些傷勢以及後續的行為改變之間的關係，讓我們
對於大腦實際的運作方式獲得寶貴的知識。而對人腦日益豐富的理
解，不只使基礎科學有所進展，也為新療法以及（希望有的）治癒
方式的發展奠定必要的基礎。在這個領域一直想方設法，一次僅能
面對一位患者，從這些非常個人的悲劇中，盡量榨出一點一滴的知
識，讓這個世界更進步。

　　儘管本書大致上的內容看似不脫「喪屍」的主題，但其實這本
書是要歌頌從這些個人悲劇中學到的那些知識；讚揚那些付出時間
充分認識患者，以了解這些衝擊患者日常生活的複雜病痛的科學家；
稱頌那些通常並非因自身的錯誤，卻深受疾病所苦，但仍堅毅忍受
穿著白袍的陌生人提出各種「為什麼」、「怎麼樣」問題的人。

前言

　　會從書架上挑出這本書的你，或許已經在問你自己：「怎麼可能會有一本書在講關於喪屍的神經科學？」雖然呢，沒錯，喪屍是有腦的（你得打爆牠們的頭才能「殺」了牠們，或至少傳言如此），不過我們得很努力才能讓「喪屍神經科學」被承認是一門學科。**神經科學**是門研究大腦的學科，特別專注於大腦和行為與認知間的關係，這門學科已經涵括非常多可能有點天馬行空的「專科」分支了，何必再錦上添花呢？

　　這個嘛，你知道我們神經科學家為什麼對萬事萬物都有答案嗎？一般會閱讀《紐約時報》專欄或其他熱門媒體管道的讀者，就會知道神經科學能解釋你為什麼會愛上你的 iPhone 手機，為什麼當你騙孩子「聖誕老人是存在的」從神經科學的觀點來看是很合理的教養方式，還有為什麼讓某人進入麻醉狀態就能證明天堂的存在。

　　所以囉，只要戴上我們所準備好的濾鏡，過濾掉所有的人類存在議題，我們就能回答生命的所有問題。根據我們的推算，能夠解釋生命意義的功能性磁振造影（fMRI）研究，應該大約是在二〇一五年初問世（提示：這和四十二個大腦區域有關）。我們也很不

想告訴那些在哲學、宗教、物理學領域的同僚這個壞消息，但多虧了幾種厲害的大腦造影機器，以及幾十年的絞盡腦汁，我們神經科學家現在已經能無所不知了，所以他們恐怕得開始找別的工作囉！

而要是神經科學是萬靈丹，是一切的解答，那麼用來解釋喪屍浩劫又有什麼困難的？總是有市場的啊，不是嗎？

現在回到你手上的這本書。一切從二〇一〇年的夏天開始，有天我接到麥特·莫格（Matt Mogk）的電話，他是「喪屍研究社」（Zombie Research Society）的社長，同時也是《那已經不是你媽了》（That's Not Your Mommy Anymore）和《喪屍大百科》（Everything You Ever Wanted to Know about Zombies）兩本書的作者。麥特看過一段布萊德的演講影片，當時他提到自己是玩 SEGA 電玩主機和漫威漫畫長大的。麥特好奇，既然布萊德同時熱愛動漫文化和大腦，會不會也想來探索一下喪屍大腦的奧秘。布萊德心想，「當然……而且我發現可以找誰一起加入這場瘋狂之旅……」

打從那時候開始，事情就變得一發不可收拾了。

我們（提姆和布萊德）是在加州大學柏克萊分校攻讀博士時認識對的方，彼此短暫合作進行一項非侵入性大腦刺激計畫，而就像很多科學實驗一樣，這個計畫最後無疾而終，不過在過程中發現彼此都熱愛喪屍電影。所以除了認真做研究之外，也一起把觸角伸進了荒謬的喪屍世界中。希望你能同樣地享受這種荒謬，也希望你不會用我們真正的科學研究來攻擊我們。

我們是認真覺得喪屍這玩意真的很有趣。而且兩個人都是科學阿宅，也剛好都致力於傳播科學與溝通。這是一個千載難逢的機會，

可以結合自己的科學宅和非科學的一面。打從二十年前布萊德還是個小毛頭開始，他就時不時地會去參加聖地牙哥的動漫大會（Comic Convention），過去十年更是每年都不缺席。他這一生從來沒有想過，自己的科學生涯居然讓他得以在動漫大會上，站到數百位動漫宅前面（而且那個場地實際上就是布萊德在神經科學學會年度大會時，面對**人數更少的**神經科學家，發表**真正的**神經科學演講的場地）。提姆從青少年時期，第一次接連看了《慧星之夜》（Night of the Comet，導演湯姆‧艾伯哈特（Thom Eberhardt）；1984）和《芝加哥打鬼》（Return of the Living Dead，導演丹‧歐班農（Dan O'Bannon）；1985）後，從此對喪屍電影無法自拔。也許可以說，最早讓提姆對大腦科學開始感興趣的，是活死人塔曼（Tarman）[1]。

多年來，我們一直都在討論喪屍行為的生理基礎，而大家一起投入的程度讓我們瞠目結舌。每當有人來跟你說，「我都已經是成家立業的人了，但你們卻讓我想成為一個神經科學家！」或是：「我意外地開始喜歡上科學的事物了，這都多虧了兩位！」這時你就知道自己做對了什麼。身為科學家，我們花了太多時間在研究那些好像跟大眾毫無關聯的問題，所以當知道自己終於做了一些讓大眾有共鳴的事時，感覺真的很棒。特別是這項研究又感覺很蠢的時候。

神經科學家並不知道（在生理學上）「愛」究竟是什麼，完全沒辦法，也不知道它儲存在大腦的哪裡。神經科學不能證明你「愛著你的 iPhone」（順帶一提，這真的是一篇《紐約時報》的社論[2]），我們也（還）不能讀你的心，或是（還不能）治療阿茲海默症。

雖然神經**科學**做不到這些事，但我們還是希望這兩位有點荒唐

的神經**科學家**，以及一票喪屍，能讓你不小心地學到些什麼，並且在閱讀這本書的時候，感受到我們在從事這份我們熱愛的工作時體驗到的相同驚奇感受。

━━━━━━━━

喪屍在近幾年來都是熱門話題，這應該無庸置疑，原因也引發了諸多的討論，我們（布萊德、麥克斯・布魯克斯（Max Brooks）、莫格和其他幾位喪屍專家）這些人在二〇一一年聖地牙哥的漫畫大會（每年聚集超過十萬名各式各樣阿宅的大會）上就有一場關於這個主題的座談。對於這股普及化的喪屍熱潮，我們最屬意的解釋是，這個世界愈來愈複雜，充斥各種新的社交互動與溝通模式、全球化程度不斷升高、社會變遷、前所未見的科學進展、帶著不確定性的繁榮等等。喪屍類的戲劇節目、電玩遊戲和電影最棒的地方是，它們相較之下還是一張白紙，能讓作家投射無數龐大、深不可測的社會及心理恐懼或憂慮。

基因改造？喪屍浩劫。核子武器和放射線？喪屍浩劫。階級戰爭？喪屍浩劫。種族主義？喪屍浩劫。自我或自由意志的存在危機與不確定性？喪屍浩劫。生物實驗？喪屍浩劫。太空探索？喪屍浩劫。失控的消費主義？喪屍浩劫。無端的暴力？喪屍浩劫。死亡？喪屍浩劫。

1 塔曼大概是流行文化中大家最認識的喪屍，能憑藉一己之力把「大腦」和「喪屍」結合在同一個句子裡。譯註：電影《活死人歸來》中的角色，移動時會說出「我要了……ㄠ……腦」的台詞。
2 馬丁・林斯東（Martin Lindstrom），《你真的愛著你的iPhone》（*You Love Your iPhone, Literally*），New York Times Sept. 30,2011(http://www.nytimes.com/2011/10/01/opinion/you-love-your-iphone-literally.html?_r=0).

布魯克斯曾經在 CNN 的訪談中表示：「你不能朝金融崩潰開槍打爆它的頭，但你可以對喪屍這麼做……其他種種問題都太龐大了。即使美國的前副總統高爾（Al Gore）那麼努力，你依舊無法想像全球暖化；你無法想像我們的金融機構的崩解，但你可以想像喪屍垂著頭在街上搖晃行走的樣子。」[3]

　　誰都很難去無視喪屍如此失控地大受歡迎的現象。二○○二年，電影《28 天毀滅倒數》（28 Days Later）上映，讓喪屍電影類型起死回生，有了新面貌。同一年，《惡靈古堡》（Resident Evil）重製，推出了任天堂 GameCube 的版本，獲得一片好評[4]。隔年的二○○三年，布魯克斯寫了暢銷的《末日關鍵求生術》（Zombie Survival Guide），使喪屍文學類別開始進入高潮。接著在二○○四年，《活人甡吃》（Shaun of the Dead）示範了喪屍電影也可以讓人發噱，並替二○○六年的《我家有個大屍兄》（Fido）、二○○九年的《屍樂園》（Zombieland）和二○一三年的《殭屍哪有那麼帥》（Warm Bodies）等片鋪路。雖然一九八○年代曾有一小段喪屍喜劇的活躍期，像是一九八四年的《慧星之夜》，以及一九八五年的《芝加哥打鬼》，但是都無法抵達今天喪屍喜劇受歡迎的高度。

　　在本書裡，我們想藉助這類對於喪屍比較詼諧或幽默的看法。其他部分的目標，是則利用喪屍做為一個富含娛樂效果的媒介，讓讀者了解（有時取笑）我們認知神經科學領域，也提供讀者關於神經學做為一門科學的歷史，以及大腦運作的知識。我們不會用喪屍來比喻社交疾病。相反的，會試著透過仔細觀察喪屍各種的行為異常來了解牠們，一窺讓所有喪屍展現這些行為的神秘器官：喪屍的

腦。

　　就像在《28 天毀滅倒數》開場時，那個孤單的研究生被喪屍猩猩撕裂前所說的：「為了治癒，你得先理解。」

───────

　　所以我們在此，嘗試去了解。接下來會有一系列的神經科學實證、歷史註腳、個人軼事，以及一大堆的喪屍和流行文化的指涉，尤其會提到很多經典與新經典喪屍電影及文學中的場景。具體來說，你將會看到下列作品的情節：

- 《活死人之夜》（Night of the Living Dead，導演：喬治‧羅梅洛（George Romero）；1968）
- 《生人勿近》（Dawn of the Dead，導演：喬治‧羅梅洛；1978）
- 《芝加哥打鬼》（導演：丹‧歐班農；1985）
- 《蛇與彩虹》（The Serpent and the Rainbow，書籍，作者：韋德‧戴維斯（Wade Davis）；1985）
- 《死靈嚇破膽 2：鬼玩人》（Evil Dead 2，導演：山姆‧雷米（Sam Raimi）；1987）
- 《28 天毀滅倒數》（導演：丹尼‧鮑伊（Danny Boyle）；2002）
- 《活人牲吃》（電影，導演：艾德格‧萊特（Edgar Wright）；2004）
- 《活屍禁區》（Land of the Dead，導演：喬治‧羅梅洛；2005）
- 《我家有個大屍兄》（導演：安德魯‧庫里（Andrew Currie）；2006）
- 《屍樂園》（導演：魯賓‧弗來舍（Ruben Fleischer）；2009）

3 參考連結：http://www.cnn.com/2009/SHOWBIZ/10/02/zombie.love/index.html?iref=24hours.
4 IGN 電玩評論的短評說明了一切：「這是我們玩過畫面最漂亮、最有氣氛、也最全方位的恐怖遊戲。」參考連結：http://cube.ign.com/articles/358/358101p1.html.

- 《餵食》（Feed，書籍，作者：蜜拉‧格蘭特（Mira Grant）；2010）
- 《陰屍路》（The Walking Dead，電視影集；2010-）
- 《殭屍哪有那麼帥》（導演：喬納森‧萊文；2013）
- 《末日之戰》（World War Z；書籍，作者：麥克斯‧布魯克斯；2006；電影，導演：馬克‧佛斯特（Marc Forster）；2013）

在這整本書的敘述中一定會爆你劇情雷。所以別怪我們沒事先警告你。

但事實上，我們得先收回這句話。建議你現在先去把這些片都看過一遍，把書都讀過一輪。快去吧……我們會等你。

你回來了嗎？非常好，準備接受爆雷吧！

這本書集結我們過去在其他媒體進行的研究，你可能曾在我們的部落格或演講中聽過一些內容，但我們把所有好料都收集在這本精簡的喪屍研究必備好書中。

好的，各位活死人科學家夥伴……跟緊腳步一起踏入喪屍大腦的領域吧 !!!

前言

1

剖開活死人的腦

身心軟弱的野蠻人很快就會被淘汰；而那些倖
存下來的人通常會展現出強健的樣貌。
——查爾斯・達爾文（Charles Darwin）
《人類的由來》(The descent of Man)

　　你將要閱讀的是一本關於喪屍**大腦**的的書。請先停下來花個一分鐘想想。好好的仔細思考一下，想想人生中到底做了哪些抉擇，才會讓你走到這步田地。

　　現在讓我們先抽離前一分鐘請你想想的思考主題，再梳理一下你先前所進行的那些思考與反思。首先，你讀到我們經由半創意的過程產出的一些文字，你了解那些文字的意思，它們改變了你的行為。你藉由回想某些內在回憶的過程反思自己的生活，也許你還會想，是哪些決定讓**我們**居然會有撰寫這本書的念頭。

　　你剛剛經歷的是混合了思想、記憶、情緒的過程，而且在閱讀本書的過程裡，你還會不斷重新體驗這個過程，而這些都是在你大腦中永不停歇的電化學（electro-chemical）過程交響曲產生的結果。

你剛剛進行的每一個思考步驟，從看到印刷在紙面上的文字，到後續依照我們以語言提出的要求，要求你回想過去的記憶，都是透過你的頭骨內夾著的灰質上遍布的神經元所形成的各種小網絡所執行的。

如神經科學家所說，人之所以能做到所有的「思考」，完全就是一個奇蹟。但如果你做不到呢？或者，如果你只能做到某一些，但感覺不到其中的任何情緒呢？又或者，如果你能感覺到情緒，但卻沒有任何記憶呢？

神經科學的研究，不是只關於組織和神經元與訊號而已，還具有強烈的哲學、運算以及心理學的根基。這是一個非常艱難，有時卻又很美妙，但通常令人很挫折的問題。

這也就是我們會走到這步田地的原因。如前言中說過，這本書是由兩位恰巧都是喪屍電影阿宅的科學家所執筆。

在這個小小的思想實驗裡的目標，是為了了解喪屍身上發生了什麼事，才會讓牠們從正常的人類變成所謂的「行屍走肉」[1]。為此，我們必須了解大腦是如何讓人類和喪屍產生行為。也就是說，我們必須先了解我們的腦袋到底是什麼樣子。

但在我們闖入喪屍的灰質之前，讓我們先後退一步，看看夾在你雙耳之間這大約一‧四公斤重的小組織。

早在大腦掃瞄設備誕生之前的神經科學

在本章和後面的內容裡，我們會採用古典的鑑識神經學方法，

---

1 出自《活屍禁區》中無與倫比的丹尼斯‧霍伯（Dennis Hopper）

試圖將喪屍的行為特徵與大腦的各部位加以連結。

這句話是什麼意思呢？

古典**神經學**是在那些能夠拍攝活人頭骨內部情況的大型機械問世前，最早研究大腦的科學方法。神經學主要是要了解為什麼大腦裡有些地方出錯了會導致患者的症狀，但在過程中，這門學科也獲得了很多關於健康的大腦如何運作的知識。當神經學在十九世紀中出現時，醫生只能透過觀察人和動物的行為，推論大腦如何運作。這是一門精細的技藝，涉及小心仔細地描述受試者的行為，以此做出對大腦的推論。但這並不是在十九世紀當神經學出現時才開始的事。事實上，這種研究形式已經存在了好幾個世紀。

儘管我們傾向認為**神經科學**（針對健康大腦的實證研究，與之相對的是神經學，針對大腦失調的醫學分支）的確是「現代」科學努力的成果，但將大腦及**神經**與行為連結的一些最早的實驗研究，是來自於公元一五〇年到一九〇年間的羅馬醫師克勞迪厄斯・蓋倫（Claudius Galen）。

請記得，我們講的是腦部造影技術出現前近兩千年的事，遠遠早於怪醫豪斯（Dr. House）能直接把患者送去照 MRI，看看腦袋有沒有問題的時代。在當時，醫師與科學家能獲得的資訊很少，卻得做很多的事，他們必須要很有創意。這代表他們嘗試了很多事，有些成功、有些失敗了。但有時候會學到新東西，讓我們對大腦的淺薄知識多了一點點增長。

舉例來說，蓋倫曾對活的豬隻做過一項很有名的實驗：他在試圖找出與呼吸控制有關的神經時，意外切斷了控制喉頭（也就是聲

帶）的返迴咽神經（recurrent laryngeal nerve）。活的豬隻立刻停止尖叫，但還是能移動和呼吸。因此，就像許多偉大的科學發現一樣，他發現了聲帶是如何被控制的，而且過程純屬意外。

蓋倫也是羅馬角鬥士的醫生，這群人**非常**容易受傷。在治療這些經常身受重傷的戰士時，他觀察到脊髓的切割傷會影響行為，特別會造成傷口以下部位的癱瘓。他繼續在動物身上進行實驗，注意到位置高到**腦幹**（brainstem）的脊髓切割傷，會導致動物死亡。這個觀察結果首次窺見人類的四肢是如何受到脊椎延伸出的不同分支所控制。

可惜在蓋倫之後，人類對大腦的知識進展經歷一段很長的空窗期，直到啟蒙運動讓科學方法復興後才出現改變。十九世紀初，生理學家馬利‧尚‧皮耶‧弗勞倫斯（Marie Jean Pierre Flourens）進行了與蓋倫類似的實驗，但主要是針對兔子和鴿子身上。他切除牠們大腦的不同部分，觀察其行為，藉此了解腦部不同區域與行為的關聯。實驗發現，根據切除的部位不同，這些動物會失去肌肉協調、控制呼吸，或執行某些認知功能的能力。這些結果對於大腦如何維持動物的生命，提供了一些初步但珍貴的見解。

從工業革命起，直到醫界在一九四〇到五〇年代採用最早的腦部造影技術前，這些古典的觀察結果相當於神經學文獻的主體，也是醫生僅有的資訊。

現在，想像你是一九一六年的軍醫。在你身邊有名因爆炸而頭部遭受重創，但仍倖存下來的士兵。患者昏迷了一陣子，但後來恢復了：只是他雖然清醒了，卻無法寫字及使用叉子進食。

你要怎麼診斷這樣的行為？記住，你並沒有腦部造影的工具，所以沒辦法拍攝一張患者的腦部影像，然後說：「很遺憾，不過看來你的小腦受損了，所以你才不能寫字，但我們可以這樣做……」

為了善盡職責，你必須仰賴過去主要藉由研究動物來獲得診斷所需的資訊，例如弗勞倫斯對兔子和鴿子做的實驗。因此，如果你想了解士兵的腦部哪些區域可能受損，導致他再也無法使用像是牙刷之類的日常用品，你就必須以深入研究的智慧，結合對過去神經學文獻的廣泛知識，並運用遠低於現在的技術來做診斷。而要了解喪屍的大腦究竟是怎麼一回事，目前的處境大約就像是這樣。既然無法實際把現實生活中的喪屍丟到磁振造影（MRI）掃瞄儀裡，就只好透過觀察，訴諸這些古典的診斷方法。踏上診斷喪屍旅程的第一步，就是提供大腦的基本地圖，並指出大腦的各分區為何。這對於後續嘗試分析喪屍大腦到底出了什麼問題時，會是非常有用的資訊。

龐大的生理通訊網絡

大腦是推動所有自主行為的器官，它讓你能在早上清醒下床，讓你能看見夕陽、聞玫瑰花香、嚐巧克力、踢足球，以及朝著逼近的喪屍揮動斧頭砍掉它的腦袋。

本質上，大腦不過是被數十億個稱為**神經元**（neuron）與**神經膠質**（glia）的小小細胞的集合體。神經元像是掌管輸入與輸出的小小接線生，有點像是電腦裡的電晶體（transistor），但又更複雜一

些。它們的頂端有許多小分支，稱為**樹突**（dendrites），這讓神經元能聽見其他細胞的訊息。接著從這些分支接收到的資訊，會通過該細胞的主要部分，也就是**細胞體**，或稱為**體細胞**（soma）。在你的大腦中神經元所在的「**灰質**」（graymatter）這個名字就是由此而來[2]，因為密集的細胞體會讓這裡的顏色看起來比沒有細胞體的組織更灰一些。來自樹突的資訊會在細胞體內被整合，接著做出「放電」（fire）的決定。所謂的放電是發出一個電化學訊號，從這個細胞沿著長長的鬚狀**軸突**（axon）一路傳出去，軸突有時候也被稱為「**白質**」，因為看起來就白白的。基本上，如果人的大腦是台電腦，你可以把軸突視為生理上的電線。在每個軸突的末端都有許多細小的分支，稱為**軸突末端**（axon terminal），連接其他細胞的樹突。如果樹突是樹枝，那麼軸突就是樹幹，軸突末端則是樹根。

　　每一個神經元和其他神經元的溝通都是透過建立電荷所達成：電荷會促使軸突發送化學物質，跨過自己與下游細胞的樹突之間的小小距離。這段小小的距離稱為**突觸間隙**（synaptic cleft）。這些化學物質（所謂的神經傳送素和**神經調節物質**；neuromodulator）會改變下游細胞的電壓，使它更容易或更不容易釋放自己的**動作電位**。這種傳輸的過程，是大腦的基本運算：一個細胞會根據與之連結的細胞是否發送訊號，決定要或不要放電，在下一章將會討論得再更詳細一些。

　　至於前面提到的另外那些細胞，神經膠質呢？這個嘛，長久以來，大多數神經科學家都以為它們像是神經元的支援隊友之類的，它們會清理神經元到處發射神經傳送素後造成的一團混亂，它們也

---

2 其實看起來比較像燕麥片，但如果我們更仔細看，你可能永遠都不想再吃燕麥片了。

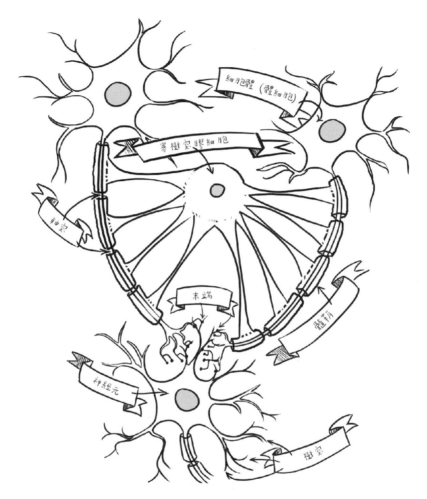

圖 1.1 大腦細胞包括了溝通者（神經元）和支援者（神經膠質），兩者都有能維持細胞生存的構造，細胞體（體細胞）。神經元透過沿著像電線的構造（軸突）發送電脈衝（動作電位）來溝通；軸突會形成幾乎會碰到下一個神經元的分支（樹突）的連結（突觸；synapse）。進行溝通的分子（神經傳送素；neurotransmitter）會被釋放到這個空間裡），與下一個細胞的樹突的受器結合。神經膠質會用充滿脂肪的外衣（髓鞘；myelin sheath）隔離軸突，幫助清理附近的分子和神經傳送素。

會幫忙維持神經元健康，輔助細胞間的溝通。儘管神經膠質這種支援型隊友的形象目前看起來是正確的，但愈來愈顯著的一點是，神經膠質的作用並不僅止於此。每年都有更多的研究問世，顯示神經膠質自己也會做一些運算。然而，那是什麼樣的運算，又是如何和行為產生關聯，至今還是一個大謎團。

但是這一切是怎麼讓大腦運作的呢？[3]

人們已經理解，大腦是一個龐大、互有聯繫的**網絡**。當然，對於這個網絡到底有多龐大，早期的估計有點太言過其實了。舉例來說，一九九三年六月二十五日，《紐約時報》一篇文章的標題是〈大腦的電話線數量是一後面有一千五百萬個零：科學家提出驚人數據；天文學只能敬陪末座〉（Brain Phone Lines Counted as 1 Plus 15 Million Zeros: Scientists Told of Figures So Stupendous That Astronomy Fades in Comparison）根據對神經元以及軸突的尺寸理解，上述標題代表你的大腦面積差不多比整個太陽系再大一點。但儘管這個數字有點吹牛，不過神經元的數量確實很多：總共約有八百到一千億個細胞，其中約有一百到幾萬個互相連結在一起的。所以基本上大腦是以一個有龐大連結的電腦網絡在運作，而這個網路裡有數以「兆」計相連的部分。

為了讓你更容易理解，根據電腦網路公司思科（Cisco）的報告，截至二〇一三年，整個網際網路上，大約有一百億個活躍的連結，而且要到二〇二〇年才會達到五百億。這代表你的大腦中連結的密集程度，接近二〇一三年整個網際網路的十萬倍。

然而，要是你退一步，先不用顯微鏡來觀察大腦，那麼你注意

---

3 這裡指的是真正的人腦，不過我們後面大概四萬字講的都會是不存在的喪屍腦。

到的第一件事就是它看起來有非常多皺折。這塊組織像沙皮狗的臉一樣，層層疊疊成一團。這是因為我們頭骨內的空間幾乎裝不下所有的大腦細胞，所以這塊組織就被擠在那裡，盡可能地壓縮自己。這些皺折的突起部分稱為「回」（gyru：複數型為 gyri），凹陷處稱為「溝」（sulcus；複數型為 sulci）。神經科學家的工作就是要探索這些高低起伏，了解哪些高山讓我們看見了臉孔，哪些低谷能移動手臂，又是哪些神經元編碼讓這些回和溝能彼此溝通。

大腦地圖

本書主要會探索大腦上的這些高山與低谷，以及深埋在腦中，所有令人好奇的複雜神經元集合體（所謂的**腦核**；nuclei）乍看之下，大腦似乎是一團隨機的皺折，但事實上它具有相當一致的組織規則。現在來看看組成人類大腦的各部位。

爬蟲腦

我們的大腦之旅得從一個已經和喪屍傳染病有所關聯的區域出發。在小說《喪屍解剖學》（The Zombie Autopsies，2012）中，精神病學家史蒂芬・斯克茲曼（Steven Schlozman）提出喪屍是因為大腦受到破壞，僅剩下所謂的「鱷魚」或「爬蟲類」大腦還在運作所造成。

這個鱷魚腦是什麼？它和大腦的其他部分有什麼不同呢？

神經科學家保羅・麥克林（Paul MacLean）是最早正式提出每

個人都有一個原始的「爬蟲類」大腦這個概念。之後，卡爾・薩根（Carl Sagan）在《伊甸園之龍》（The Dragons of Eden）一書中大量使用這個概念，使得這個論點廣為普及。麥克林對大腦的概念架構被稱為「三位一體腦模型」（triune brain model），因為它由三個各自獨立的綜合體所組成（雖然名字不重要，不過為了完整起見，還是提一下：爬蟲腦、**古哺乳動物**（paleomammalian）腦、**新哺乳動物**（neomammalian）腦。現在還算會粗略地將這種分類與已知的解剖學上的特徵做對照。

目前為止還聽得懂嗎？

可惜麥克林的假說也認為這三個綜合體代表了不同的演化階段（事實上並不是），也各自也相對獨立，因此會有個別獨特的「意識」（可能並沒有）。這代表每種動物都應該根據牠們自己的演化發展階段，有不同類型的「意識」。儘管這個論點絕對很有意思，但現代的神經科學證據並不支持大腦在**正常情況**下會有各自獨立、互相競爭的意識這種理論，因為大腦中大部分的區域間都會進行非常頻繁的溝通。

剛剛的這些前言只是為了讓你了解，我們神經科學家並非真的很喜歡「爬蟲腦」這個詞，因為它會讓人對於大腦與演化是如何攜手並進造成錯誤的印象。儘管如此，「爬蟲腦」這個名字已經深植人心，因此雖然諷刺，但我們也只能為了方便而用這個詞。重要的一點是，爬蟲類的腦「演化」並沒有比人類的大腦落後。為什麼？這是因為地球上所有現存的物種，都已經演化了相同長度的時間。鱷魚和其他爬蟲類，或是「比較不聰明」的動物，都是為了因應不

同的演化壓力而演化。鱷魚不需要有造橋鋪路或發送會讓人想按讚的社群貼文的智慧，因為那些東西對於吃掉水牛或繁衍物種來說根本沒這個必要。

爬蟲腦是由數個大型細胞叢，也就是「核」所組成的。在這個迴路裡，最容易辨識的部分是**杏仁核**（amygdala），這是一個杏仁大小的區域，大約位在頭骨兩側太陽穴的後面。它的功能繁多，而且是和許多涉及基本生存的行為有關，包括「戰鬥或逃跑」的行為，以及情緒的調節。大腦深處的另外一個區域被稱為**下丘腦**（hypothalamus，或下視丘）。這一小團核負責調節飢餓、睡眠與壓力等。下丘腦的名稱就是因為它位在另外一個稱為「丘腦」（thalamus）的區域下方。丘腦是大腦的主要控制台，幾乎和**新皮質**（neocortex，我們下面會談這個區域）裡的每一個區域，以及新皮質下方的其他區域（稱為次皮質區）都有往來。最後，爬蟲腦中最後一個由腦核組成的關鍵部位是**基底核**（basal ganglia），這是由多個連接在一起的腦核和新皮質區形成的小型運算迴路，將會在第四章深入討論。

從爬蟲腦到人類網絡

神經科學家現在將組成「爬蟲腦」的那些大腦區域稱為「深腦區」（deep brain regions），基本上就是指那些「不是新皮質」的地方。這個詞的意思是，這些區域大多深埋在大腦中，遠離頭骨的邊緣。

為了了解「深腦區」和「新皮質」間的差異，你必須稍微了解大腦解剖學與演化。在**蠕蟲**這類最簡單的有機體裡，「大腦」基本

上只是傳輸來自身體的感官資訊，並且執行動作的脊髓，只比反射作用稍微複雜一點點。比較複雜一點的有機體則擁有比較多的感官能力，例如視覺、味覺、聽覺等，因此有比較多的神經構造來處理這些感覺。最後，最複雜的動物也擁有涉及較具**認知性**領域的大腦區域，例如記憶、**獎勵回饋**、認知控制，以及目標導向行為，例如提前做好規劃，設立障礙物，抵擋一票活死人的襲擊。

但是說老實話，就算是那種概念也不是百分之百嚴謹的正確。相信我，有時候活在早期科學理論的模糊世界裡也是很累人的。

你可以把這些複雜度的等級想成在相對簡單的「較古老」行為的神經構造上，再加上更多神經構造。想像你把一團紅色的黏土揉成一條繩子的樣子，這就是脊髓，是進行基本移動、反射動作、處理觸摸等等所需。接著在它上面放上一團橘色的黏土，這是腦幹，對於一些比較複雜的運動動作和呼吸等基本的生命功能來說相當關鍵。在它的上面，你再丟一大塊黃色的黏土，那就是**中腦**（midbrain），負責低階的視覺處理程序，例如偵測光和運動。它也含有多巴胺神經元，被認為在運動和獎勵訊號傳遞方面扮演了一個角色，可能也與快速偵測重要的環境改變有關。在這個部位上面，你再放一個綠色的球，這是丘腦，是你的感覺器官和接下來那個大大藍色的部分之間的「守門員」。

皮質區（cortex，也就是有時稱為「新皮質」的地方）就是我們放在其他東西周圍的一大塊藍色黏土，而且 cortex 的拉丁字源代表的正是「樹皮」或「外殼」的意思；這是大部分人想到「大腦」的時候會出現的東西，皮質區是大腦那一大塊的折疊部分，上面有山

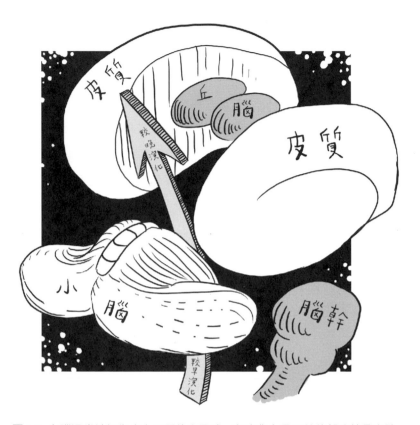

圖 1.2 大腦通常被視為含有不同的次區域，在演化上最原始的部分就是脊髓，隨著動物的神經系統愈來愈複雜，例如腦幹、小腦等不同的腦部區域就會被「加到」脊髓上。只有哺乳類有完整的六層新皮質。

與谷的高低起伏。所有哺乳類動物都有皮質，似乎是對於意識到周遭世界眾多面向所必須的。像鱷魚這種爬蟲類，就根本沒有這團藍色黏土代表的皮質，但是牠們有脊髓、腦幹，以及中腦，這些區域對於基本生存功能都至關重要。

有意思的是，幾乎每一個大腦構造都是鏡像的，也就是都有一對：左半腦有一個，右半腦也有一個。這種我們所謂的**左右對稱組織**相當重要，因為它讓得許多行為能夠平行地、半獨立地發生。舉例來說，我可以用右手對一隻喪屍開槍，同時用左手拿球棒擋住另一隻喪屍踩著搖搖晃晃的步伐朝我走來。為了做到這件事，我左腦的**運動皮質**（負責處理運動動作的皮質區，第三章會討論）會發送扣扳機、開槍的訊號給我的右手，同時我右腦的運動皮質會**精準**地移動我的左臂肌肉，抵擋朝我攻擊的喪屍[4]。

這裡會稱做「半獨立」，是因為雖然我可以主動決定兩隻手要做不同的事，但有許多潛意識的處理過程是在背地裡發生的，而我不必為它們花腦筋（我不需要去想著要「收縮百分之四十五的**左伸指肌**（extensor digitorum），把十二公斤的重量移到右腹外斜肌，旋轉十三度角」）。而來自於大腦的左右**半球**的這些動作，全部都是透過整合左右腦之間，以及深腦區和新皮質區之間的資訊而發生。

儘管深腦區乍看之下可能只是做些頗簡單的事，但它們本身其實也是具備能端得上檯面的功能的「腦」。深腦區可以處理複雜的視覺資訊，不需要新皮質就能做出非常複雜的決定。

記不記得《侏羅紀公園》（Jurassic Park，導演：史蒂芬・史匹伯；1993）裡，暴龍在下著雨的晚上攻擊格蘭特博士和孩子們的那一

---

4 不過這確實會產生一個問題：這兩個運動皮質區是透過同一捆高密度的白質束互相溝通，我們稱之為胼胝體（corpus callosum），所以當你揮舞球棒時，有可能會造成拿槍的那隻手也跟著甩動，讓你射偏了目標。所以除非你沒有胼胝體，否則我們不推薦用這種方式攻擊喪屍。

幕？格蘭特博士朝著蘭絲大吼，叫她不要動，因為他認為只要蘭絲靜止不動，暴龍就看不到她。格蘭特知道，暴龍是爬蟲類，沒有皮質那團藍色大黏土，所以很難在下雨的晚上看見兩位靠在車子旁邊的人這樣複雜影像的細節，但是牠能輕鬆辨別粗略的特徵，例如光線或運動的變化。這是因為在脊髓和腦幹上方，由黃色黏土球代表的中腦裡，有一群稱為**上疊體**（superior colliculus）[5] 的神經元，對於動作會有強烈的反應。如果沒有動作，就不會有神經反應，因此也不會有視覺感知。

上疊體（如果要指在左右腦對稱存在的細胞束就是「四疊體」（colliculi））和其他深腦核，不需要有新皮質的花俏迴路，就能針對移動中的目標物進行這種視覺處理，並控制咬和朝目標伸出手腳的運動。暴龍之類的爬蟲類是非常有效率的狩獵者，靠的就是與我們大腦深處類似的迴路[6]。

演化「添加」的腦部區域代表，經過數百萬年、演化壓力更迭之後，「較古老」的腦部區域並沒有退場，反而是更加優化、重新調整目的。這樣你是不是能理解三位一體的腦理論大概是怎麼形成的了呢？如果你只把人類的深腦看做鱷魚的腦，上面再加一些新皮質，那這個理論似乎很合理。但當然**並非**這麼一回事。

哺乳類也擁有協助處理視覺運動的上疊體。在藍色黏土代表的新皮質裡，也有其他「更高等級」的腦部視覺區，能將移動這類這種低層級的視覺特徵，與邊緣、顏色等其他視覺特徵加以整合。但是有些哺乳類的上疊體比其他動物更大。實際上，上疊體相對於整個大腦的大小，能讓你大致知道一隻哺乳類是獅子、老虎、狼之類

---

5 至少在哺乳類和鳥類我們是這麼說的。老實說，我們不確定在暴龍的腦裡該怎麼稱呼這個部位，因為科學家沒有真的看過暴龍的腦。

6 另外還有「下疊體」（inferior collicul），是聽覺系統的腦幹部位，但與這裡的內容無關。

的掠食者，或是綿羊、老鼠或乳牛之類的獵物。

為什麼上疊體的大小能傳達這件事？從演化的角度來想想，對於綿羊這個物種的延續來說，什麼是重要的：一隻綿羊真的需要看到牠要大口咀嚼的草的葉片細節嗎？不盡然。但牠**確實**需要知道是不是有一匹狼要從林木線後跳出來撕咬牠。

這樣想對了，我們只要知道動物的腦部細節，就能**了解**牠們的一些行為。真的需要注意視覺運動的動物，就會有比例上較大的上疊體。依靠嗅覺為主要感官的動物，就會比一般動物有更大的**嗅球**（olfactory bulb）。這對於目前討論的喪屍主題來說很重要，因為這也表示能夠透過觀察某種生物的行為，並對它的大腦做出一些推論。

鱷魚不需要設下複雜的陷阱捕捉獵物，喪屍也不用，但是人類需要。喪屍需要偵測與追蹤牠們的獵物（人類），然後毫不遲疑地發動攻擊。**情緒**和**認知**主要是透過大腦新皮質的外層，與「較古老」的深腦構造間發揮交互作用的成果，進一步提高了行為的複雜度。

新皮質

那麼，賦予人類行為複雜度的這些外層新皮質又是什麼呢？人類的新皮質通常分成四個葉（lobe）。腦的後方是**枕葉**（occipital lobe），幾乎完全只和視覺處理有關。在枕葉前面的前方是**頂葉**（parietal lobe），頂葉的下面是**顳葉**（temporal lobe）。頂葉整合來自身體與皮膚的資訊，像是觸覺、溫度等，負責建構空間感，尤其與探索環境時對周遭事物的注意力有關。下方的顳葉裡有對喪屍的

呻吟聲以及其他聲音做出反應的神經元，並且包含與記憶形成、物體辨識、情緒反應調節有關的腦部區域。

在大腦的最前方，眼睛上面的位置是**額葉**（frontal lobe）。這個區域（準確地說是很多小區域組成的）通常被稱為是人類認知的活動中心。在額葉的後方，與頂葉的交界處就是運動皮質所在的位置。這部分的大腦包含了最終與骨骼肌溝通的神經元，讓我們能移動自己的身體，遠遠逃離掠食人類的喪屍。額葉其他的部分就更為複雜了，目前的所知也比較少，但研究發現那裡的神經元能幫助引導注意力，短暫記住一些事，例如已經開了幾槍了、還有沒有子彈。

最簡單的方法是把這些新皮質區域想成許多資訊流，將感官資訊轉變成運動輸出。想像你在攀爬籬笆，試圖逃離一群用不協調的動作抓著你褲腳的喪屍。一開始會有三條資訊流，分別來自你的眼睛、耳朵、皮膚，然後先接力分別傳到你的枕葉、顳葉、頂葉的初級感官區域。視覺資訊流會從你的大腦後方出發，往前移到辨識那些生物是什麼、牠們與你的相對位置的區域。這個資訊會與來自你聽覺皮質的資訊（聽見呻吟聲）加以整合，接著傳到**體感覺皮質**（somatosensory cortex，感覺那些活死人的手指抓你的腳踝），這些匯集的資訊流確認了，抓著你的確實是飢餓的喪屍，而不是毛絨絨的可愛小貓咪之類的。

這些集合在一起的資訊流繼續往前進入額葉，這裡負責監督所有輸入的資訊，處理數個你也許能採取的行動：「死命地爬」、「往活死人的臉踹下去」、「放棄求生」，最後決定哪一個是最佳行動（也就是「往活死人的臉踹下去」）。透過與某些深腦區域的幾次

循環後，額葉皮質會觸發連鎖事件，反映你必須採取的行動，資訊會從你的大腦前方移動到在你的新皮質正中間的運動皮質。從這裡開始，運動皮質會和其他深腦區域合作，讓你的肌肉能協調地進行必要的踹人動作。因此，三條獨立的感官資訊流匯集到一條資訊之河中，實現協調的自衛動作。

雖然在提到記憶和情緒之類的事時，彷彿那是與思考過程分開的部分，但人類的認知其實不是能那麼清楚劃分描述的。透過實驗能夠知道激發強烈的情緒或加重你的認知負擔會使你的反應變慢，當你「想太多」的時候，可能就有這種親身經歷。花太多的力氣思考自己的行為時，你的技能會突然有點退步。但是也許你可能喝了一兩杯啤酒，安撫了內在的聲音後，你投球、射飛鏢或打撞球的能力就變好了。舉例來說，在「xkcd」這個主打理科宅宅風格的諷刺圖文漫畫網站（https://xkcd.com/323/）曾經介紹過「微醺顛峰」（Ballmer Peak）這個概念，也就是在幾杯黃湯下肚之後，寫程式的能力會有驚人的成長，不過要是喝太多的話，很快就會失去這種生產力躍進（Jarosz et al. 2012）。同樣的，如果你在喪屍逼近時失去了冷靜，感到非常害怕，你的手就會發抖，你所做的決定也可能會有嚴重的盲點。

既然想太多會讓人變得遲鈍，為自己的衝動行為踩煞車，那麼你覺得這對喪屍的大腦又代表什麼呢？藍色黏土代表的新皮質給予人類分析複雜問題的能力，以較宏觀的社會情境思考自我的行動，讓我們對人類同伴感到同理和同情，並反思成功和失敗的經驗，使用過去的資訊來想像未來的結果，以及為意外狀況做規劃。你認為

鱷魚在獵食的時候，能想到上述的多少事？你覺得喪屍需要做到什麼程度？

踏入喪屍出沒的領域之旅

既然你對於正常的人類大腦已有初步的了解，那就要開始探索沒那麼正常的喪屍大腦了。之前提過，我們將根據神經科學對於大腦與行為關係的已知知識，來觀察喪屍的行為，推論牠們的大腦出了什麼事。然而，首先必須對「喪屍」做出定義。你心目中的「喪屍」是《活死人之夜》裡面那種動作遲緩、步伐笨拙的生物，還是《28天毀滅倒數》裡面那種動作迅速、憤怒的喪屍？你有沒有把在現實生活中，民間巫毒傳說的那種實體也算在內呢？

為了本書，我們替「喪屍傳染病」（zombism）下了一個正式的臨床定義。透過觀察（以及科學界對縮寫的熱愛），我們在科學上將喪屍傳染病歸類為「**意識缺乏過動失調**」（Consciousness Deficit Hypoactivity Disorder）症候群，縮寫為 CDHD。根據這個定義，受這種症候群所苦的患者會缺少完整的清醒意識，而且通常會出現大腦整體活動減少（當然，如果牠們餓了或生氣了就不是這樣了）。但是我們會在最後一章再回來看這份正式的診斷。

在接下來的十章裡，將會利用人類完整發展的新皮質，有技巧地詳盡說明我們認為喪屍的大腦看起來、運作起來會是什麼樣子，以了解這些散落在浩劫後世界中的笨拙活死人。

想當然爾，接下來的進展將會變得有點奇怪就是了。

資料來源與延伸閱讀

Diamond, Marian C., and Arnold B. Scheibel. The Human Brain Coloring Book. New York: Barnes & Noble Books, 1985.

Jarosz, Andrew F., Gregory J.H. Colflesh, and Jennifer Wiley. "Uncorking the muse: Alcohol intoxication facilitates creative problem solving." Consciousness and Cognition 21.1 (2012):487–93.

Kandel, Eric R., James H. Schwartz, and Thomas M. Jessell. Principles of Neural Science. New York: McGraw-Hill, Health Professions Division, 2000.

Kiernan, John, and Raj Rajakumar. Barr's The Human Nervous System: An Anatomical Viewpoint. [N.p.]: Lippincott Williams & Wilkins, 2013.

MacLean, P. D. "Brain evolution relating to family, play, and the separation call." Archives of General Psychiatry 42.4 (Apr. 1985):405–17.

Marketos, Spyros G., and Panagiotis K. Skiadas. "Galen: A pioneer of spine research." Spine 24.22 (1999):2358–62.

Schlozman, S. The Zombie Autopsies. New York: Grand Central Publishing, 2012.

Walker, A. Earl. The Genesis of Neuroscience. Edited by Edward R. Laws and George B. Udvarhelyi. Park Ridge, IL: American Association of Neurological Surgeons, 1998.

Yildirim, F. B., and L. Sarikcioglu. "Marie Jean Pierre Flourens (1794–1867): An extraordinary scientist of his time." Journal of Neurology, Neurosurgery, and Psychiatry 78.8 (Aug.2007):852.

2

喪屍是否會夢見活死羊？

「牠們要來抓你了，芭芭拉……牠們來抓你了。你看！馬上就來了一個！」
　　——強尼（JOHNNY）《活死人之夜》
　　　　　　　　　　　　　　　　　　（Living Dead, 1968）

　　一切都得從一九六八年，一座位於賓夕維尼亞州郊區農地上的小墓園中說起。芭芭拉和強尼前往探視父親的墳墓，因為芭芭拉害怕在夜裡所有奇怪的聲響，所以強尼這個愛惡作劇的渾小子決定捉弄她。他想起自己的姊姊害怕墓園，所以說著：「牠們要來抓你了，芭芭拉，牠們來抓你～～～～～了！」

　　而緊接在這句著名的恐嚇台詞之後，一位神秘的陌生人進入畫面中，步伐笨拙地慢慢朝兩人前進。一開始，觀眾以為他只是位醉漢或是生病的人。他的步伐很不協調，動作也很粗魯，張著嘴，慢慢逼近強尼和芭芭拉。

　　這對姊弟中只有一人對這位行動遲緩的陌生人心懷警戒，倉皇避開了他笨拙的接近與抓取，另一位則死了。好吧，也不算全死了。在快快解決了強尼以後，這個兇殘的食屍鬼轉向鏡頭，顯露出他呆

滯無神的眼睛。

　　在原版《活死人之夜》中的這一幕，是人類第一次目睹現代恐怖片版本的喪屍，嚇壞了將近半個世紀、好幾個世代的電影觀眾，也讓他們深深為之著迷。

　　就算在這段對於現代喪屍最早的描述當中，看到的也不只是一個野蠻的怪物，而是一個完全欠缺能反映出意志與企圖等意識火花的東西。我們絕對不會稱這個東西是「有意識」的，因為也沒有更好的詞足以去形容了。

海地喪屍與鈉離子通道

　　不論是神秘的宗教儀式、象牙塔裡的哲學課，或是令人毛骨悚然的恐怖電影，說到喪屍，絕對不可能不直接或間接講到大腦。既然人類頭上這個約一・四公斤重的組織，是所有自主行為的根源，那麼我們就很容易理解為什麼不能避開大腦不談。說到底，我們所做的**所有一切**都回歸到大腦。

　　為了真正了解喪屍與牠們的腦，我們得先回到後殖民時期的海地。「喪屍」（zombie）這個詞，源自加勒比海地區巫毒教對活死人的描述。如同多數的加勒比海文化的大多數面向，巫毒的根源來自於非洲，但為了適應在奴隸交易中執行的嚴苛宗教與社會禮教規範而有所演化。在巫毒文化裡許多神聖與秘密的儀式之中，製造殭屍[1]（zombi，字源是非洲語的 nzambi，意為「死者的靈魂」）可能是最具爭議的一種。也因為爭議性過大，該行為在海地是正式被法

1　本書提到「殭屍」時，指的是巫毒文化中喪屍，拼法為 zombi；提到恐怖片中的那種生物，則使用「喪屍」，拼法為 zombie。

律所禁止的。

　　巫毒教的**祭司**（bokor）完全不是為了好玩或是惡作劇才製造出殭屍，這項儀式在海地農村中其實具有強烈的社會與文化功能，這是一種非正式的司法懲戒。對於社區造成威脅或是長期問題的個人，會被一群由領導者所組成的秘密團體加以審判。如果審判結果認為懲戒是必須的，那麼這個秘密結社有時就會徵召祭司的協助，將這個人導向「死亡」，取得他的靈魂後，將靈魂中關鍵的部分，所謂**「好的小天使」**（ti bon ange），從**肉體**（巫毒教稱為 corpse cadaver）中分離出來；一旦「復活」後，殭屍的肉體會被帶走，根據祭司或島上其他人的要求被迫進行勞動。

　　撇除精神信仰不談，殭屍儀式的功能就是讓這些**麻煩**人物相信自己已經無法控制自己的靈魂，壓榨並重新安排他們的去處，是精神上與肉體上的奴役形式；這些殭屍不只在儀式過後被銬上鎖鍊帶走，也真心相信自己失去了所有自由意志。有不少人提供案例，表示有些在死後被埋葬的人，在數週後被發現在海地街頭遊蕩，彷彿起死回生。儘管這種消息很少見，卻因為有足夠的同質性，使得連一些不迷信的人，像是學術界的生物學家或是 BBC 的記者都對這個主題產生興趣[2]。

　　那這些跟大腦有什麼關係？這個嘛，人類植物學家戴維斯的一項人類學研究假設，製造海地殭屍的過程與神經科學的原理有密切相關。戴維斯特別提到，巫毒教的殭屍儀式靠的是兩項非常有趣的神經藥理物質：**河豚毒素**（tetrodotoxin）和曼陀羅（datura）。河豚毒素是一種神經毒，在很多動物體內都會製造，但河豚是其中佼佼

者。它會破壞大腦中神經元溝通的系統，這項特徵也是河豚之所以在日本成為如此吸引人又危險的珍饌：處理不當可能會讓你喪命。

　　具體來說，巫毒教祭司運用這種毒素的會造成癱瘓的特性，使受害者中毒後維持著近似死亡的「類死亡」癱瘓狀態，直到身體自己擺脫河豚毒素，重新甦醒為止。

　　為了了解巫毒殭屍化的過程，必須先知道神經元是怎麼運作的。神經元是透過在彼此間發送小小的活動「高峰」來互相溝通的。這些高峰也稱做「動作電位」，反映出非常精細的電化學溝通過程。正常情況下，你大腦中的神經元是負極化的，意思是和細胞外相比，細胞內帶有負電荷的分子比較多，也就是分子帶的電子比質子多。而這些帶電荷的分子真的**很討厭**不平衡。

　　你可以想像，這種不平衡就像是一場要控制細胞極性的戰爭。帶正電荷的離子領軍包圍了細胞外牆（「正電將軍萬歲！衝啊！」）細胞內則由負電荷軍隊防守（「我們要不惜一切代價保衛負電國王！」）就像所有真正的堡壘一樣，細胞也有出入的門戶，這些門戶被稱為**「離子通道」**（ion channels），只有某些類型的分子才能通過。有些門戶只讓帶正電荷的入侵者通過，像是鈉離子，其他門戶則只讓支援負電荷防衛軍的力量通過，例如氯離子。

　　隨著來自其他神經元的輸入訊號出現，這場細胞電極平衡戰爭的壓力也隨之上升。我們可以把來自其他細胞的每次輸入，想成派出一個小正電荷間諜進入城堡內。這時候，我們會說這個細胞已經變得有點**「去極化」**（depolarized）了最後，當潛入的間諜數量夠多，讓正離子進入的門戶淪陷，所有帶電荷的入侵者就能衝進去

2　戴維斯的《蛇與彩虹》一書詳細描述了這個令人著迷的科學謎團，這本書絕對不像它的同名電影那麼失敗。

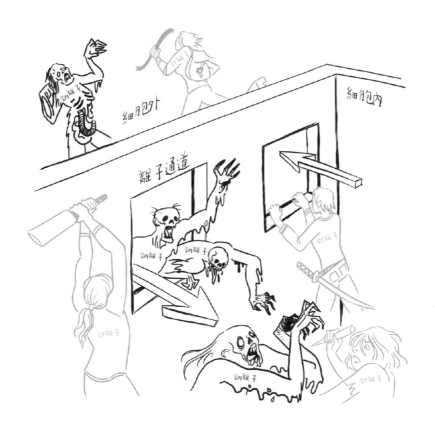

圖 2.1 動作電位是神經元內累積的電荷不平衡造成的結果，在這裡我們用人類和喪屍在牆內外的不平衡來表示。當興奮性的神經傳送素與目標神經元樹突上的受器結合，具保護功能的細胞膜（圖中的牆）中的離子通道（窗戶）就會打開，讓帶正電荷的鈉（Na+，喪屍）衝進細胞裡。當鈉離子的數量夠多，電荷會累積到一個程度，使得動作電位像是閃電一樣，沿著軸突傳出去，而帶正電荷的鉀（K+，人類）會搶著逃出細胞，讓電荷能重新回歸正常。

（「啊……殺了那些負電荷！」）在此同時，細胞內的電子活動不斷累積，就像你會在摸門把之前先在踏墊上摩擦雙腳，釋放電子一樣，這種電流的小高峰本身就是動作電位，會導致細胞釋放小小的化學信號到與之相連的其他細胞，推動它們一起去極化，最終自己也釋放出動作電位。

當然，如同所有偉大的戰役一樣，最後其他通道都會打開，將帶正電荷的入侵者推出去，恢復細胞的負極性，讓細胞準備明天再戰。

那麼河豚毒素和這有什麼關係？這種毒素會阻斷讓帶正電荷的鈉離子進入細胞的通道，基本上，它就是把自己卡在門戶上，強化細胞的電子「防禦」功能，不讓帶正電荷的入侵者進入，繼而減少細胞發送動作電位的機會。

河豚毒素對身體末梢的肌肉神經元特別有效。必須要提的一點是，身體裡有兩種肌肉：隨意肌和不隨意肌。隨意肌是一般你心目中會出現的那一種「肌肉」：你的手臂、腿、臉、脖子等等那些你可以隨心所欲移動的肌肉。不隨意肌是那些你**不能**正常地（直接地）控制的肌肉，例如你的心臟、眼睛的虹膜、血管等。我是認真的，你現在去鏡子前面親眼看看你眼睛中的自己，試著用你的意志讓你的瞳孔變小一點。你辦不到[3]。好，河豚毒素會作用於所有肌肉上，只是在隨意肌上效果最顯著。

如果有人給你劑量少得恰到好處的河豚毒素，那麼你所有的隨意肌都會癱瘓，呼吸會淺到幾乎無法察覺，但你並沒有死去，可是表面上看起來已經死亡。（當然，過多的河豚毒素就會讓你**真的死**

---

3 雖然你不能直接控制不隨意肌，但你可以用一些技巧間接控制他們。比方說，你可以試著想一些讓你很困擾的事，引發焦慮或恐懼，就讓你的心跳速度上升。你也可以想一個你有強烈情緒反應的對象，讓你的瞳孔放大，間接控制你的虹膜肌肉。

掉，因為控制你呼吸的肌肉也會停止運作，所以食用河豚千萬要小心！）這種因河豚毒素中毒的假死狀態，讓巫毒教的祭司能讓某人在毒素消退之前看起來像死了一樣。這就是戴維斯的海地殭屍儀式假說的核心。如果你中了未達致死量的河豚毒素，你的身體立刻會開始分解這種化學物質，最後你會重新奪回肌肉的控制權，恢復正常。但當祭司在使他刻意為之的受害者復活時，會再次利用一點神經藥學理學的原理。透過強迫受害者攝取一種稱為曼陀羅（這種植物在海地其實通常被稱為 **「殭屍小黃瓜」**（zombi cucumber，很諷刺吧）的植物，祭司能達到兩個目的：首先，曼陀羅會加速分解受害者體內剩餘的河豚毒素，它含有許多藥學活性物質，包括莨菪鹼（scopolamine）、莨菪素（hyoscyamine）和癲茄鹼（atropine）。其中，癲茄鹼尤其被認為能分解造成有機磷（organophosphate）中毒的化學物質，而這類化學物質也剛好就是食用河豚中毒時會出現的。真心奉勸，不要吃那些東西啊！

除了幫助清除一些比較麻煩的毒素之外，祭司讓受害者服用曼陀羅還有另外一個目的：這能讓他們精神錯亂而且乖乖聽話。原來莨菪鹼和莨菪素都能控制乙醯膽鹼（acetylcholine），這是強大的致幻物質。曼陀羅讓受害者處於心智改變的狀態，變得很容易被脅迫。在這個過程之後⋯⋯登愣！祭司得到了一具殭屍！

如上述所見，打從一開始，喪屍（殭屍）的概念就已經有很紮實的神經科學基礎。但若是問到，現代版的活死人又該怎麼說呢？

扳動意識的開關

讓我們快轉到現代的喪屍，或至少是現代恐怖片裡的喪屍，也就是大多數人聽到這個詞的時候想到的那一種。後面會花很多的時間談這些活死人怎麼走路、怎麼看、怎麼說話（或不說）等等。但是通常大家對喪屍的第一個問題是，「牠們有意識嗎？」或是「牠們有自由意志嗎？」

說老實話，我不知道喪屍有沒有意識。首先，這是因為，嗯，恐怖片裡的喪屍並不是真的。但是就算忽略這一點，假設電影裡的喪屍是真實存在的生物，依舊無法做出判斷。牠們的行動顯然**看起來**不像是意志受到限制，但有時候很多不是喪屍的正常人也是一樣。科學上並沒有「意識計量表」能輕鬆測試一個人或一隻動物有沒有意識。部分的問題在於，神經科學對於「意識」到底是什麼，並不是那麼清楚，更別說要知道大腦如何產生意識了[4]。

而有種實際存在的狀態，顯而易見地和失去意識有關：睡著的狀態。每天晚上，大多數的人會躺下來睡覺，最終，大腦中那些可自主控制的部分看來被關閉了。在睡著時，絕對沒有做任何自主的行為，也當然沒有運用自由意志控制自己（除非你是世界上那些很稀有會做清醒夢的人，不過反正在那種情況下，我們也不知道該怎麼分析你這個人了）。

更重要的是，就現在這場小小的智力冒險的目的而言，睡眠機制和理解喪屍關係密不可分，因為我們從來沒有看過一隻喪屍在睡覺，從來沒有！但是同時，這群活死人看起來也從來沒有完全清醒過。那是為什麼呢？要了解這一點，需要先知道對於所謂像我們這

---

4 這和哲學領域相反，哲學的思想實驗對於喪屍有非常清楚的概念：從這個觀點來看，喪屍是一個能思考、能行動的個體，不論從哪一方面來看，似乎都像是一個正常的人類，但在本質上缺乏微妙的意識。這種哲學喪屍（p-zombie）的行動可能和你我無異，但沒有任何獨特的感知意識，也沒有我們看來具備的意圖。

種「正常人類」來說[5]，睡眠的本質是什麼。我們的大腦到底是怎麼扳動開關，從完全的清醒，進入深層的、無意識的睡眠？

大腦如何調節睡眠的答案源於一九一七年，當時受一次世界大戰戰火蔓延所苦的歐洲大陸上，有大片無法居住的荒地，數百萬的男女老幼直接或間接因戰爭或後續的疾病死去。

在受盡戰火摧殘的這片土地上，悄悄出現了一種嶄新的、比子彈、炸彈或新型化武更令人恐懼的威脅：一種奇怪又神秘的疾病開始影響前線的戰士。受到這種疾病折磨的人會出現發燒、無法控制的肢體抽筋（**舞蹈症**；choreas）、眼睛難以移動，而且還有很詭異精神疾病症狀。他們有時可能會出現難以控制的躁狂、過度興奮，到了陷入幻覺的程度。但更常見的狀況是，這些患者會陷入深沈的恍惚昏睡，累得無法移動或下床。嗜睡的症狀通常會進展到昏迷的程度，許多案例最後會以死亡告終。

在這樣的背景下，一名照料傷患的年輕醫師康斯坦丁‧馮艾克諾默（Constantin von Economo）從前線返回維也納。馮艾克諾默不是你想像得到的那種一般醫師。我們傾向把他當作是「世界上最有趣的人」的始祖。這個四十出頭的帥醫師有著挺拔的鷹勾鼻，精心修剪的小鬍子，在當時已經是國際知名的科學家，從二十三歲開始就發表過許多廣受引用的研究，即將和一名公主結婚，在神經解剖學、醫學、生理學方面都發表過突破性的成果，陸續獲得許多當時最具聲望的科學獎項。對了，我有說過他還是位有著高超技術的戰鬥機飛行員嗎？事實上，馮艾克諾默對飛行可能比對科學還充滿熱情。他是維也納最早獲得證照的飛行員，而且在奧地利的航空學會

擔任主席達十六年。在一次世界大戰期間，他不斷嘗試想到前線作戰。最後他獲准在義大利北部執行數次飛行任務，參加了一次大戰中最慘烈的空戰之一。

　　馮艾克諾默擔任戰鬥機飛行員的傾向之強烈，而家人憂心的程度也是可以理解的。而來自他所愛之人的壓力，最終讓他決定遠離前線，回到維也納從事比較安全的興趣。我們猜他應該是很不情願吧。不論如何，回到比較安全的地點的這項改變，讓馮艾克諾默締造了歷史。

　　他在維也納的醫院裡，首次觀察到這種新型神秘疾病的患者，有些病患彷彿以慢動作移動，或燈一暗立刻秒睡，呈現嗜睡症的情況。然而，有些病患則似乎完全無法入眠，表現出長期失眠，還有猛烈、無法控制的痙攣。

　　醫學界從來沒看過這種事。難道這是一種流感？像是二十年前席捲百萬人的亞洲流行病嗎？這是小兒麻痺嗎？患者表現出異常的行為，所以這兩種疾病之間可能有關聯。

　　當然，這些假設都不正確。原來馮艾克諾默所看到的，是最早染上一種新型、世人依舊所知甚少的疾病患者，他之後將這種疾病命名為「**昏睡型腦炎**」（encephalitis lethargica）。這種腦炎在接下來十年裡成為全球的流行病，至少有成千上萬的人受害，但也隨即迅速銷聲匿跡。

　　昏睡型腦炎的特徵是大腦發炎，尤其是腦幹（在你頭骨裡，脊椎上面那一小段）、中腦（就在腦幹上方）以及**間腦**（diencephalon，中腦和新皮質中間的那塊區域）。造成這種傳染病的病原體從來沒

---

5 在此先假定你不是一隻在讀這本書的喪屍。但要是你是的話，請撥個電話給我，你將會是個很
　有意思的研究個案！

有被明確發現，至今仍是一個謎。在一九一七年，這只是一個神秘的疾病，有著神秘的起源，造成幾乎像是反喪屍的現象，因為這種疾病不是讓死人像活人一樣行動，而是不幸地，讓活人看起來彷彿快死了一樣動彈不得。

因為睡眠的改變幾乎是昏睡型腦炎最顯著的症狀，所以馮艾克諾默戴起他鑑識神經學的帽子，開始研究這種疾病能不能讓我們更了解大腦一些。更明確地說，這種疾病能不能讓我們知道，大腦中的哪些區域負責睡眠與清醒呢？

在此時，科學對於大腦如何進入睡眠已經有幾個半獲得確認的假設，其中之一是馮艾克諾默所謂的「缺乏刺激理論」；這種理論的前提是：大腦實體上的充血，會導致較高的皮質進入麻痺（類似你的手臂血液流通不順暢就會變麻的情況）。另外一個假說推測，身體會分泌一種化學物質到血流中，做為一種睡眠劑，關閉皮質。這大致上是基於下列觀察：將睡眠受剝奪後疲累不堪的狗的血液，注入健康、有良好休息的動物體內，會導致原本健康的動物陷入睡眠。

然而，這些假說都不符合馮艾克諾默在患者身上看到的情況。他觀察到有過度嗜睡和緊張症（catatonia）症狀的患者難以控制自己的眼球，這是常見於**視神經**（optic nerve，負責傳遞訊號到視覺皮質的神經，後見第七章）受刺激的患者身上的症狀；因而這種疾病的變體被稱為「嗜睡性眼肌麻痺」（somnolent-ophthalmoplegic）。相反的，有失眠和有舞蹈症的患者傾向表現出比較像因為基底核（第三章會談更多這一區）受損導致的其他運動失調症狀。

　　根據這些觀察，馮艾克諾默假設屬於間腦的下丘腦一定是促使人進入睡眠與清醒的區域。他更明確地認為，使人睡眠的神經元必定位於間腦的前端部位，接近視神經的地方，而刺激人清醒的神經元必定位於間腦的後端位置，並延伸至中腦。根據這個觀點，為了讓我們進入睡眠，促進睡眠的神經元會開始進行一連串的事件，使皮質安靜下來，接著為了讓我們清醒，促進清醒的神經元則會開始相反的一系列事件。

　　馮艾克諾默在他一九三三年一場著名的演講中提出這個想法，沒多久他就過世了。這是首次有人提出大腦不同區域間會對抗的概念，一邊鼓勵睡眠，一邊鼓勵清醒。快轉八十年後來到現代，馮艾克諾默的觀察幾乎可說是精準到位。現已證實，睡眠與清醒是由深腦區的兩個系統的精細平衡所調節。

　　首先看看我們是怎麼清醒的。在醒來之前，會有一組位在腦幹深處，稱為**「網狀活化系統」**（reticular activating system，RAS）的神經元，用能增加新皮質內大部分神經元放電率的神經化學物質淹沒丘腦和新皮質。你可以想像成在腦幹裡有一小群神經元對大腦其他部分大喊「起！床！」。學界認為，RAS 所開始的這種「打開」開關，有一部份是透過活化下丘腦後方的一小群稱為**「結節乳突神經核」**（tuberomammillary nucleus，TMN）的神經元所展開的。因此，TMN 很有可能是馮艾克諾默在研究昏睡型腦炎患者時所發現的區域。

　　一旦受到 TMN 和其他幾個腦核的**觸發**，RAS 發出的訊號會開始讓大腦清醒。在這個過程裡，這些訊號在到達皮質的路上會經過

數個關卡，而如果發生了什麼意外，造成皮質上錯誤的毫釐受損，事情就麻煩了。舉例來說，如果你在丘腦內的這些關卡處之一有一點點受損，你就永遠不會呈現完全清醒的狀態，或至少有一半的你看起來不是清醒的。

這樣說好了，丘腦中某些位置的損傷（尤其是丘腦中央）會造成你失去輕易回應身體相對側發生的刺激的能力。舉例來說，如果你身體左側的丘腦受損，那麼你就無法對身體右側發生的事做反應。在你右邊視野中出現槍口閃光？你連眼睛都不會眨一下。一隻腐爛的手伸出來抓住你的右腿？會一點反應都沒有。

這種缺乏反應是由於一半的大腦還在睡覺，因為它沒有接收到來自 RAS 的起床訊號，所以不會注意到發生在大腦另一邊的事。

現在，讓你睡著的「關」的開關，是由一群基本上會把 RAS 關掉的神經元所啟動。這一群神經元座落在下丘腦，稱為**「腹外前視核」**（ventrolateral preoptic nucleus，VLPO），會開始一連串讓你睡著的活動。這些神經元會發送抑制神經元活動的化學信號到腦幹裡的 RAS 清醒區。這些清醒神經元很快被關閉（嚴格來說，它們會以比較慢的速度放電，但概念上你可以想成被關掉了），使得新皮質的活動減緩，癱瘓了送到肌肉的訊號，使運動動作減少，讓你在來自 VLPO 的訊號停止之前維持在恍惚的狀態。

也就是這樣：兩套系統間的交互作用。一個系統位置比較前面，會讓你睡著；另一個在第一個系統的後面，會引發一連串活動讓你醒來。

睡眠／清醒循環還有一個很有意思的特徵是，它會遵守大約

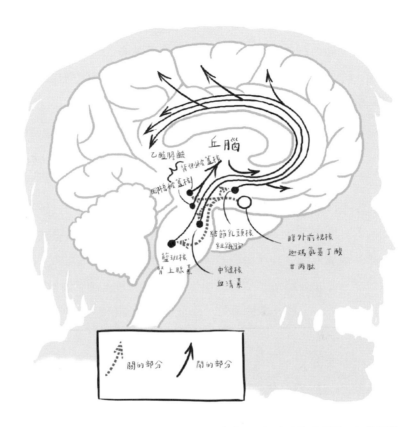

圖 2.2 大腦含有兩套系統，像是讓你清醒（「開」）或睡著（「關」）的開關。負責開的網絡是網狀活化系統，簡稱 RAS。這是一群位在腦幹和中腦後半部的細胞，會利用混合的神經傳送素（包括血清素（5-HT）、組織胺（HIST）和乙醯膽鹼（Ach））刺激丘腦和新皮質，讓你清醒。負責關的網絡，基本上就是關閉 RAS，會從中腦前半部稱為腹外前視核（VLPO）的一群細胞開始，發送稱為 GABA（迦瑪氨基丁酸）的一種神經傳送素，關閉 RAS 裡的細胞。

本圖參考： Clifford B. Saper, Thomas C. Chou, and Thomas E. Scammell, "The sleep switch: Hypothalamic control of sleep and wakefulness," Trends in Neurosciences 24.12 (2001):726–31.)

二十四小時的循環。如果你覺得累了，今天晚上十點就上床睡覺，那麼很有可能你明天晚上也會大約十點就覺得累了。清醒時間也會是一樣。除非你前一晚去喝酒狂歡，不然你每天早上通常會在相同的時間醒來。

這個二十四小時的循環稱為你的「**晝夜節律**」（circadian rhythm），看起來是由屬於下丘腦一部份的**視交叉上核**（suprachiasmatic nucleus）裡的另一小群神經元所控制的。

這一小群神經元大約有兩萬個，會直接接收來自眼睛內感光細胞的輸入。換句話說，視交叉上核繞過了丘腦和視覺皮質這些我們有意識的視覺系統，直接從源頭（我們的視網膜）獲得資訊。因為這些神經元會注意到光線，所以它們會受到地球明／暗循環的驅動，恰好符合一天二十四小時的週期，因此晝夜節律也在類似的期間內運作。

那麼如果視交叉上核受損會怎麼樣呢？很驚人的，人還是會維持睡眠和清醒的自然節奏，只是看起來不再遵守二十四小時的週期。反而會進入二十五到二十六個小時的節奏，出現所謂「非二十四小時睡醒週期障礙」（non-24-hour sleep–wake disorder）。彷彿若人類不知道地球日光的消長，身體自然的傾向是過著一天二十五個多小時的節奏。但是不論內在的一天節奏是多長，視交叉上核受損的人事實上還是需要規律的睡眠，這說明了很重要的一件事：睡覺對我們人類來說是維持生命所必需的。

重現白天的夢境

我們終於睡著以後，會發生什麼事？目前為止，我們都把睡眠說成是一種「關閉」的狀態。但是在這種「關閉」的狀態下，大腦其實在做一些複雜得驚人的事情。

你可能聽說過，在睡眠的某個時間點，會進入大腦功能一個稱為「快速動眼期」（REM）的階段。在 REM 的睡眠階段，部分的覺醒系統會稍微甦醒，新皮質的活動增加，同時屬於 RAS 以及中腦的蓋（tegmentum）裡的神經元也會開始增加放電。然而，不同於清醒的時候，此時促進睡眠的 VLPO 細胞以及癱瘓末稍肌肉的細胞依舊還是很活躍，因此大腦雖然進入一種「準清醒」狀態，但大致上還是睡著的。在這個作夢的階段，在大腦編碼白天發生的事的記憶，所謂**情節記憶**（episodic memories）的區塊，會發生很特殊的事。

在大腦深處，有一個小小的海馬形狀的區塊，稱為**海馬回**（hippocampus）。會在後面進一步說明這個構造和記憶的關係（第十章）。一般認為，海馬回負責鞏固短期記憶成為長期記憶，然而海馬回空間感方面也扮演著重要的角色（也就是能夠利用地標辨識怎麼從甲地前往乙地）。對於海馬回的這項能力，目前為止最屬害的猜想，是認為它能在四處移動時建立一幅內在的環境地圖。

如果你檢視海馬回的放電活動，你會看到一組具有相當迷人特質的細胞。這些神經元被稱為**「方位細胞」**（place cells），會在你每次處於空間裡的特定位置時放電。

通常到了這裡，神經科學的學生會說：「等一下⋯⋯你在說什麼？」

用舉例說明可能會比較好想像。假裝你進入了一間你以為裡面沒人的浴室，沒想到竟然發現在角落有一隻餓壞的喪屍，另一個角落則有一把好用的大斧頭。你一走進門裡，你的海馬回裡就會有幾個方位細胞開始放電，告訴大腦：「自己進入了這個房間的中間偏南位置。」當你跑到房間裡有斧頭的那一邊的時候，會有另一群對你在房間裡的位置特別敏銳的細胞開始放電。當你繞過傾倒的清潔水桶時，會有一些細胞開始放電；在你跳過壞掉的馬桶裡那灘水時，又有其他細胞會放電；你抵達有斧頭的角落時，又是另一群細胞會放電。

你可能會問，為什麼海馬回會在意你在房間裡的**哪裡**：「在剛剛不是有說海馬回是負責記憶的腦部區域嗎？」問得好，你真是具備觀察力的讀者！**哪些**方位細胞以**什麼樣**的順序放電的資訊，會讓的大腦獲得你在身處環境中移動方式的歷程記錄，差不多就像是電玩地圖上會有小標示顯示你的位置那樣。你愈徹底探索這個房間，海馬回就愈能為你在房間裡的移動產生簡要的印象。這能讓你更了解這個空間，以及下次（假設你這次和這個活死人在廁所近距離接觸後還存活了下來）你在這裡時要怎麼移動。

這和睡眠有什麼關係？在比較深（但不是**最深**）的睡眠裡，你的大腦會重播這些方位細胞的活動順序，基本上就是用這個方法重播你在白天經歷過的事。一九九〇年代中期的科學家透過比較老鼠在清醒和睡眠時的方位細胞活動時發現了這件事。他們發現，老鼠在探索籠子時記錄下來的細胞活動，會在牠們睡著的時候以相同的順序重複。

　　假設你終於在和喪屍的小約會中順利活了下來，也很幸運有機會小睡一下。當你在睡覺時，海馬回裡的神經元會重播你在有喪屍入侵的浴室裡的移動，應該是為了鞏固你對於那個環境的記憶，讓你下次再次進入那個不幸的房間時可以更熟練。這個「睡眠鞏固記憶」對於記憶正常發揮功能是關鍵的部分。沒有睡眠，就很難編碼這些要靠海馬回整理的記憶（後續會談得更詳細）。

能快速切換至關重要

　　大部分時間，在清醒和睡眠間的轉換是頗為突然、不可變更的。這種清醒與睡眠間的「瞬間切換」其實相當重要。想像一下，如果你不是一下子陷入睡眠，而是大腦的不同部位在不同時候睡著，比方說你的運動皮質決定睡一下，但你的視覺皮質還是醒的，那還滿奇怪的吧？就演化而言，我們最好只會在長時間的全「開」和全「關」之間二選一，而不要一直都是半睡半醒地遊蕩。一大早醒來後，迷迷糊糊地走進浴室的那前幾分鐘就已經夠痛苦了，想像一下如果這狀態維持幾個小時會多糟。如果你活在一個有喪屍出沒的浩劫中，那這種狀態又更糟了。

　　但驚人的是，不是所有動物的睡眠都像我們一樣。舉例來說，水生哺乳類，包括鯨魚、海豚，從來不會「完全」睡著。相反的，牠們一次只讓一半的腦「休息」。對牠們來說，這樣很重要，因為牠們必須一直重新浮上水面呼吸，所以如果牠們完全睡著，不論時間多長，牠們都會溺死。

但是我們大腦裡的瞬間切換有時候會失效。有時候這個轉換會太慢，有時候讓你不要動的那些神經元作用出了點差錯。在這些情況下，你可能很快就睡著，但卻依舊在這個世界裡遊蕩。白話上我們稱這叫做「夢遊」，科學上叫做，嗯，**「夢遊症」**，只是有個拉丁文名字：somnambulism。有夢遊症的人可以做到一些相當複雜的事，例如走出門、爬樹等等，而且在整個過程裡，對他們的行動沒有任何自主的控制，事後也絕對沒有任何相關的記憶。

目前還不是很清楚造成夢遊症的神經原因，但直覺上最合理的揣測是，促進睡眠和促進清醒的深腦系統間出現了不平衡，使得一個人會半睡半醒。在腦幹更深的區域可能得到了互相衝突的混合訊號，告訴新皮質要「加速」或「慢下來」，但在這場意識爭奪戰中卻沒有明確的贏家或輸家。這代表，身體有一些部分是清醒的，主要是新皮質下方，演化上比較古老的一些區域，不需要新皮質就能自行活動；另外一些部分，包括大部分但不是全部的新皮質，則保持睡眠。這就像是有兩個腦：比較深、比較老的腦，和比較年輕的新皮質，彼此互相競爭，而不像是一個統一的腦那樣運作。

在這樣一團混亂、不平衡的狀態中，回到最初的問題：喪屍有意識嗎？

想一想芭芭拉第一次碰見喪屍的情況。吃人的喪屍行動笨拙，彷彿是出於衝動而非意志在行動。除此之外，牠的動作和反應也很慢，幾乎像是在做清醒夢的樣子，幾乎像是在夢遊一樣。

我們能不能說這個喪屍，或其實是任何喪屍，都必然有意識呢？嗯，如果所謂「意識」指的是表現出自由意志或決斷力，那麼不行，我們不能說牠有意識；這些都是超出了現代神經科學能衡量的概念。然而如果所謂「意識」指的是清醒，並且對周遭環境有知覺，那麼神經科學就能給我們一些想法了。

在現代喪屍身上能觀察到三個主要的症狀，以認定牠們調節睡眠的深腦系統是失調的。首先，喪屍永遠沒有看起來真的睡著。牠們不管白天黑夜都四處遊蕩，尋找獵物，不會休息。這種極端形式的失眠顯示牠們的網狀活化系統長期都在運作，可能永遠不會關閉。這就類似在促進睡眠的 VLPO 出現**病灶**（lesion，局部組織受損）的動物身上的情況。

第二，雖然牠們在夠清醒的時候會到處行走和行動，但是喪屍看起來缺乏能代表「完全清醒」的形式明確的意識。相反的，牠們看起來是恍恍惚惚地在行動，動作慢吞吞，就像是我們半睡半醒的時候經歷的那種混沌時刻。因此，看起來深腦中促進睡眠的神經元還是有出一些力。乍看之下這彷彿反直覺，畢竟失眠症的第一個症狀……等等，記住，清醒（「開」）和睡眠（「關」）之間的切換正常來說是快速的一連串反應。如果這一連串反應不是快速的瞬間切換，那麼你就會有夢遊症那樣的睡眠失調。

第三，喪屍的海馬回編碼的空間和經驗記憶似乎有嚴重的缺陷，牠們很容易就會迷路，就連室內的購物中心也可能困住牠們好幾個禮拜。我們知道建立這種形式的記憶的過程非常仰賴睡眠。因此這進一步支持了假設，那就是喪屍並沒有良好的睡眠週期。

那麼，是不是表示喪屍不會做夢呢？不一定。睡眠受到嚴重剝奪的人，最終會連在清醒的時候都表現出類似快速動眼期的暴衝神經活動。這就像是大腦有一部份短暫經歷睡眠的快速動眼期，但其他部分卻是清醒的。所以，儘管喪屍看起來從來沒有真的睡著，牠們還是有可能會做夢。

　　睡眠，特別是快速動眼期睡眠，長期遭受剝奪的其他症狀，就是精神病方面的幻覺增加。儘管傳說有一些人不需要太多睡眠就能正常地運作，但很明顯的是，睡眠不足會導致譫妄、**注意力**問題，以及妄想的思考過程。也許至少喪屍傳染病裡某些幻想的面向，可以用這種疾病中極端的睡眠剝奪來解釋。

　　總結來說，假設就是喪屍永遠被困在睡眠與清醒的交界處。這種狀態很可能是因為深腦內 VLPO 內促進睡眠的細胞，以及網狀活化系統內促進清醒的細胞同時過度活躍所造成的。永遠無法完全睡著，也永遠不能完全清醒的喪屍被困在一個意識缺失的狀態，才導致牠們整體的神經活動都變緩慢。

資料來源與延伸閱讀

Davis, Wade. The Serpent and the Rainbow. New York: Simon& Schuster, 1997.

Economo, J. von. Baron Constantin Von Economo: His Life and Work. [N.p.]: Von Wagner-Jauregg Kessinger Publishing, 2010.

Koch, C., and F. Crick. "The zombie within." Nature 411 (2001):893.

Narahashi, Toshio. "Tetrodotoxin: A brief history." Proceedings of the Japan Academy. Series B, Physical and Biological Sciences 84.5 (2008):147–54.

Okawa, Masako, and Makoto Uchiyama. "Circadian rhythm sleep disorders: Characteristics and entrainment pathology in delayed sleep phase and non-24 sleep-wake syndrome." Sleep Medicine Reviews 11.6 (2007):485–96.

Rattenborg, N. C., C. J. Amlaner, and S. L. Lima. "Behavioral, neurophysiological and evolutionary perspectives on unihemispheric sleep." Neuroscience and Biobehavioral Reviews. 24.8 (2000):817–42.

Saper, Clifford B. The central circadian timing system. Current Opinion in Neurobiology 23.5 (2013):747–51.

Saper, Clifford B., Thomas C. Chou, and Thomas E. Scammell. "The sleep switch: Hypothalamic control of sleep and wakefulness." Trends in Neurosciences 24.12 (2001):726–31.

Sheldon, S. H., J. P. Spire, and H. B. Levy. "Anatomy of sleep."
Pediatric Sleep Medicine, S (1992):37–45.

Skaggs, William E., and Bruce L. McNaughton. "Replay of neuronal firing sequences in rat hippocampus during sleep following spatial experience." Science 271.5257 (1996):1870–73.

Sterman, M. Bo, and C. D. Clemente. "Forebrain inhibitory mechanisms: Sleep patterns induced by basal forebrain stimulation in the behaving cat." Experimental Neurology 6.2 (1962):103–17.

Tononi, G. "An information integration theory of consciousness." BMC Neuroscience 5.1 (2004):42.

3

行屍走肉們的神經運作與關聯性

肌肉僵痛的手臂幹不了任何事;肌肉的移動力必須發揮作用,並且必須服從來自大腦,經由神經傳送的命令。這樣一來,這位成員就能做到最豐富多樣的動作;也能運用最多種類的工具執行最多元的任務。

——賀曼·馮亥姆霍茲(Hermann von Helmholtz)
〈能量守恆定律〉(On the Conservation of Force)

在電影《生人勿近》(1978)裡有一幕,那些無法無天的無政府主義者闖入主角安全棲身了好幾週的購物中心裡,這次入侵導致之前聚集在外面的喪屍開始在這個地方肆虐。人類動作靈活地到處玩耍,喪屍則動作緩慢且笨拙地遊蕩。人類輕輕鬆鬆地應付落單喪屍的威脅,因為這些活死人動作實在太慢了,直到人類的數量開始居於弱勢,喪屍才開始成為真正的威脅。

喪屍緩慢又不協調的動作,可能是牠們行為中最顯著的特徵(另一個當然是狂咬、吃肉的部分)。不管你找誰扮演喪屍,對方做的

第一個動作一定是把手臂伸長，呈現橫向站姿，雙腿僵直，然後發出低沈的喉音。因為在電影裡，一旦喪屍死而復生，牠們就會開始走路。嗯，其實不太算是走路……比較像是拖著身體移動。每一步都很緩慢、費力。牠們呈現橫向站姿，姿勢僵硬。這讓我們對於牠們大腦的狀況獲得一個非常重要的線索。

所以要怎麼讓一個健康人類正常、順暢、迅速、協調的動作，變成典型喪屍的笨拙呢？首先，來看看大腦讓人產生運動動作的路徑好了。

移動就是生命

在神經科學這門學科裡，通常是聚焦在所謂「較高階的」認知功能（也就是思考），可是大腦在進行許多深度思考之前，其實做了很多和移動有關的事。事實上，有些科學家主張，動物擁有大腦的唯一原因，是為了能在環境中四處移動。

這個論點的邏輯來自於對於一種小型海洋生物的觀察：海鞘。對，這就是牠的名字（sea squirt，字義為「海水噴射器」）。海鞘是一種很小、在演化史上相當古老的動物，屬於脊索動物門（當科學家說「在演化史上相當古老」時，意思是這個生命形式數百萬年來相較其他動物來說是沒什麼改變的）。幼時的海鞘是一種小小的、像蟲的生物，腦和感覺器官都很原始。牠在幼蟲階段的發展目標是游泳移動，找到棲息的岩石。一旦成功找到適當的家，可能是一塊很舒適安全的岩石，周圍有大量的有機食物會流過，海鞘就會臉朝

外地附著在岩石上。接著，牠基本上就是坐在那裡，抓漂過去的食物來吃。隨著海鞘成長到完全成熟的階段，牠會開始做一件很奇怪的事：牠會吸收掉自己的腦。

對，你沒看錯。接受這個事實，牠會吸收掉自己的腦。

生物學家和神經科學家主張，這在演化上是具有優勢的。是這樣的，從新陳代謝的角度來看，**擁有大腦的代價很昂貴**。意思是，維持大腦運作需要非常龐大的能量，而當你只不過是石頭上的一根有嘴巴的東西時，能量（食物）是很難取得的。所以當你不再需要一個耗費大量新陳代謝的器官，例如大腦時，最好就丟了它。因此，不再需要了解周遭環境的海鞘，也就不再需要大腦，所以就讓它去吧。不過，省吃儉用才能累積財富，在大自然裡也是一樣。所以「讓它去吧」的意思是就是「吃了它」。就這樣，海鞘吸收掉了自己的腦。

還好人類不光只是黏在石頭上有嘴巴的一根東西而已。我們必須不斷移動。不能只是坐在那兒吃掉自己的腦，因為食物不會從天而降[1]。還是得走出去覓食，就算只是開車去附近的速食店也算。換句話說，依舊必須保有自己的腦，因為對於大腦來說，移動就是生命。

不幸的是，這點喪屍也是一樣。因為人類幾乎不會朝著喪屍自投羅網，所以這些喪屍得自己找尋食物來源，意思是喪屍也還是需要有腦。呃，至少是**一部份**的腦。

若假設大腦的原始功能是讓動物在這個世界上移動，那麼有許多神經區塊來專門負責規劃和執行動作也就不令人意外了。事實

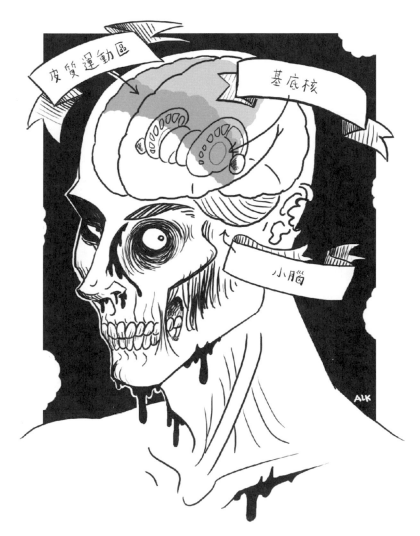

圖 3.1 協調的運動動作對大腦來說是複雜的活動,需要數個腦部區域共同合作,其中包括數個皮質運動區:例如運動輔助區和前運動皮質區進行動作的規劃,初級運動皮質則將軸突向下深到脊髓,與其控制的肌肉溝通。這些皮質區的活動受到次皮質區的基底核調節,像是決定開始行動的扳機。最後,小腦負責在移動當中執行許多快速、潛意識的運算,修正錯誤。

上，即便是只在環境中移動所需要的神經運算，就分散在廣大的皮質區和次皮質區裡的各區域裡了。所以讓我們來一一點名那些讓我們能四處移動的各種大腦系統吧。

皮質通道

人類大部分的自主運動都是從新皮質開始的，接著進入四個腦葉其中的兩個：額葉和頂葉。在頂葉的神經元主要負責維持空間意識，在額葉的神經元則控制決策，它們會不斷彼此協調，以決定下一個動作是什麼。想像中的對話大約是這樣：

頂葉：「欸，左邊三十度位置有一塊看起來很好吃的花椰菜。」

額葉：「花椰菜？才不要！我要更好吃的東西！」

頂葉：「唉～好吧，那右邊十度位置的甜甜圈怎麼樣？」

額葉：「這才像話。聽著！右手臂！右手臂注意！讓三頭肌、三角肌還有手的肌肉做好動作的準備，我們要伸手取物了。」

運動皮質：「遵命！額葉皮質長官！」

在這段愚蠢的對話裡，頂葉告訴了我們在環境中要往**哪裡注意些什麼**，而在頭前方的額葉決定**要做什麼**[2]。接著位在額葉皮質後段的運動區則實現運動動作。

和你可能聽過的相反，運動皮質並非只有單一區域。事實上，有很多個「運動」區散布在額葉各處，為你的運動動作規劃提供基礎。你可以把它們想成運動規劃的中間管理階層。它們接收來自額葉區域的決定，將這些決定換成計畫，讓手臂、腿等其他肌肉中負

責苦差事的知道該做什麼。這可沒有聽起來那麼簡單。

　　試想一下這個情境：你是一隻喪屍，很有耐心地坐在檢驗桌前，手放在你乾癟、噁心的膝蓋上。然後穿著怪怪實驗室白袍的阿宅科學家在你面前放了一塊美味的人肉。你還有作用的剩餘額葉會立刻說：「快拿來吃！」因為這可是免費的大餐呢。

　　然而，在你真的能抓取那塊美味的肉之前，你還沒死透的大腦裡的運動規劃區，所謂**前運動區**（premotor region）必須先搞清楚怎麼讓你的手離開你的膝蓋，拿到那塊好吃的肉。現在記住，雖然你看得到那塊珍饈，但要讓你的手離開膝蓋，拿到那塊肉的過程會相當複雜。你的大腦必須以某種方式，把這個世界投射在你的眼球後方的地圖，轉換成利用你的骨頭作為槓桿、讓肌肉收縮的一套計畫，就像是操偶師必須協調木偶身上的那些線才能讓木偶跳起舞來那樣，只不過這裡的操偶師就是你的大腦。

　　為了理解這過程到底有多複雜，我們先跳脫上述的情境，試試另一種解釋法。用口語對你自己描述當你伸手拿一杯咖啡，或是你眼前任何的東西時，你手臂裡的每一吋肌肉、每一個關節進行每一個步驟的過程。先動的肌肉是哪一塊？你收縮三角肌和斜方肌抬起手臂的時機，和你開始收縮三頭肌的時機的相對關係是什麼？你什麼時候會放鬆橈側腕屈肌，開始收縮橈腕伸肌、伸指肌和外展拇短肌，以此張開你的手準備抓取？有哪些肌肉要協調地一起移動，才能同時移動你的肩膀與手腕？很瘋狂吧？

　　把從眼睛看到的世界轉換成肌肉與關節的世界之過程，就是大腦的前運動區和頂葉區一起做的事，它們必須**持續**進行這項工作，

---

2 別忘了，和本書中提到的很多大腦與行為的關係一樣，神經科學界並不是百分之百確定大腦大部分的區域在「做」什麼。當我們說額葉「決定」，頂葉「注意空間」時，我們是極度簡化了一個非常複雜的問題。

而且不能出錯。這裡要說的是，要是你揮棒打擊棒球（或喪屍的頭）結果卻落空，那也沒什麼大不了的，因為要想用球棒打到一顆棒球（或喪屍的頭）真的是很困難的一件事。

一旦前運動區完成了仔細的計算，就會把命令送到初級運動皮質，這是位在大腦中央的一條帶狀組織。初級運動皮質其實會直接發送訊號到肌肉，使其收縮或放鬆[3]。事實上，你身體裡最長的一些神經纖維就是從初級運動皮質區直接連到脊髓的軸突。這些細胞的延伸距離可以很遠，有些能從你的頭頂遠遠伸到你的下背部。這些神經元會和你脊椎裡實際刺激肌肉本身的其他細胞（被稱為運動神經元）對話。初級運動皮質的工作是操偶師以及控制肌肉收縮，讓你能以順暢、協調的方式移動。

場景回到接受研究調查的喪屍版本的你，最終讓你沒死透的肌肉能收縮，笨拙地把千瘡百孔的手臂伸出去拿眼前的肉塊的，就是你的初級運動皮質。

基底核通道

皮質上的運動區是新來的傢伙，至少在演化上來說是這樣。在大腦深處，有一些演化上較古老的區域組成了所謂「基底核」的東西。

基底核是一組小小的腦核（一群群大腦細胞），在大腦中形成一系列的資訊迴路。你可以把它們的作用想成車子裡的傳動皮帶。

皮質裡的細胞會把訊號送到基底核，基底核區域彼此間會溝通

一下，然後把它們的決定送回皮質。皮質會思考這個資訊，然後再重新進行一次這個過程。這整個過程只需要幾毫秒，而且這種資訊快速來回的迴路必須要在準確的時機發生，才能夠發揮適當的作用。

那這些迴路到底做些什麼事呢？其實不少喔。有些迴路處理的是獎勵回饋和突顯性（salience，也就是對你有立即重要性的事），比方說你在玩「糖果傳奇」（Candy Crush）的時候升級了。其他的迴路會學習複雜的規則，在你學習像是歌曲的旋律或**語言**的文法時扮演重要角色。還有一些迴路會負責開始並執行運動動作。不論是預測回饋、學習怎麼玩新遊戲或伸手拿那把獵槍射殺喪屍，基底核看來都像是扮演著小小的「閘門」，根據來自皮質的問題，負責**觸發**大腦的決定。

現在來試想一下另一個情境：你是一名神槍手，在浩劫後倖存者的避難營地值夜哨，負責警戒。你從步槍的瞄準鏡看到了一個陰暗的身影，笨拙地從樹林中走出來。你知道有個偵察兵去樹林裡探查，所以你腦中謹慎的那一邊說，那可能是一位累了又受傷的友軍，絕望地需要幫助；但你腦中焦慮的那個聲音則說，這是另一隻該死的喪屍來攻擊你們了。

所以你有兩個選擇：（一）扣下扳機，擊斃那個潛在的威脅，或是（二）不扣扳機，選擇不要殺死你的同伴。在科學上將這稱之為「走／停決策」（Go/No-Go decision）。

在你的大腦裡，額葉皮質會把這兩個決定都向下送到基底核。這個過程的第一站，是**紋狀體**（striatum）腦核。紋狀體由尾核

3　嚴格來說，初級運動皮質只會送出從大腦到肌肉的大約一半的投射。而另外一半來自前運動規劃區。

（caudate nucleus）、殼核（putamen）、依核（nucleus accumbens）所組成。它們可以共同被視為基底核通道最早的輸入。在紋狀體裡，要不要開槍的決定會透過兩條互相競爭的通道接力傳遞出去。如果**直接通道**（direct pathway）被啟動，就會觸發一連串的事件，導致你扣下扳機。因此有時候這條通道也被稱為「走通道」（go pathway）。相反的，**間接通道**（indirect pathway）會發送一組抑制的訊號，終止執行扣扳機的動作，讓你不會開槍。

這代表要不要行動的決定，是這兩條通道間的競爭：如果「走」贏了，你就會開槍，如果「停」贏了，你就不會開槍。皮質會一直用資訊轟炸直接和間接通道，持續且極快速地更新這兩個互斥的決定。如果那個身影步履蹣跚，還發出呻吟聲，那麼就有更多證據偏向「射殺那隻喪屍」，所以會有更多能量輸入直接通道，讓決定更強烈偏向「走」。如果那個身影發出像是友軍尋求幫助的聲音，那麼最後會讓決定偏向「停」，傾向不射殺你的友軍，會有更多能量輸入間接通道。

說到底，到底是停還是走的最終決定，會由這兩條基底核通道來維繫。在基底核的迴路裡，這種在兩個決定間的小小競爭，一天中會以小規模的形式發生數千，甚至數百萬次，通常是關於要不要移動的決定，但也可能和其他所有決定有關。

你或許已經很熟悉基底核在神經學領域的一種疾病，稱為「帕金森氏症」（Parkinson's disease）。這種疾病的患者耗盡了一種重要的神經化學物質：**多巴胺**（dopamine），這是健康的基底核如何運作的關鍵。沒有多巴胺，整個快速整合資訊、循環更新的系統就無

法適當地發揮作用。

　　大家經常將帕金森氏症與抽筋、顫抖或焦躁的動作聯想在一起。但這些其實不是帕金森氏症的症狀，而是通常用於治療該疾病的藥物造成的副作用。相反的，如果不用這些藥物，很多帕金森氏症患者可能會有震顫（tremor，一種有節奏、持續的抽動），但他們最引人注意的運動症狀其實會是緩慢或是接近靜止的動作。患者尤其會開始失去開始進行自主運動動作的能力。他們似乎「卡住」了。

　　很有意思的是，帕金森氏症的患者並不是在規劃**所有**行動時都會卡住。他們似乎是在做一些特別的、發自內在的運動動作時會格外困難，意思是，在他們沒有明確鎖定的目標時，他們就很難開始動作。舉例來說，如果你提出一個相對概略的請求，例如「請去客廳」，帕金森氏症患者可能難以開始往客廳移動的動作。但是如果你說，「請去那邊的沙發那裡」，那麼患者會比較容易能開始往目標（沙發）移動。因此，如果你給帕金森氏症患者某個目標物，一個能聚焦的物體，引導他們過去，他們在開始動作方面就比較不會出問題。但是如果他們必須自己從內在產生一個目標，那麼這類患者對於規劃朝向該物體的動作是有困難的。為什麼會這樣？這個嘛，一般認為基底核算是專門負責規劃和協調由內在引導的運動動作的，透過在直接和間接通道的活動之間取得平衡，基底核就像是一個閘門，可允許運動動作開始，或是完全避免動作發生。所以當新皮質的運動區出現移動的計畫，它們就會持續和基底核溝通。如果沒有明確的目標，那麼皮質區就必須更仰賴基底核的通道。這些通道會一直上緊發條，準備行動，它們會一直累積，直到再也無法

制止的時候，便會「碰！」地讓直接通道獲勝，發送行動的訊號到肌肉組織。然而，如同你車子裡的傳動皮帶壞了就會讓引擎效率變差，帕金森氏症患者的迴路會慢慢失效，削弱發動並且順暢控制運動動作的能力。

所以說，時機是大腦迴路最重要的東西，尤其在基底核通道更是如此。

小腦通道

現在大家已經理解皮質如何規劃動作，以及基底核如何觸發運動計畫。但是運動動作不只是計畫，而是動態的。所以如果你要揮動自己的手臂，拿著鏈鋸砍過一堆活死人，你的大腦此時就需要一個方法來確定怎麼做才是正確的。你是否用足夠的力氣揮動鏈鋸？你的重心移動是否能避免跌倒？你是不是靠得太左邊，或是太右邊了呢？

小腦在這方面的計算表現非常亮眼。

小腦（cerebellum，拉丁文原意就是「小的腦」）也許是大腦裡最被神經科學家和一般人看輕的部分了。這個小小的花椰菜狀區域，就位在你的頭的後方。但是別因為它尺寸小你就被騙了。這個小傢伙事實上囊括了腦中大約一半的神經元。沒錯，足足有一半！

雖然早在古代埃及亞歷山大城的解剖學家就研究過大腦後方這個形狀奇怪的突起物，但對於小腦的理解卻要追溯到第二世紀中期的羅馬醫師蓋倫最早的小腦解剖記載，他解剖的對象有牛、驢，以

及人類。蓋倫根據小腦結構的複雜度得到的結論是，較高層級的思想是不需要小腦的，因為驢子和人的小腦複雜度相似。因此，他把小腦歸類為腦幹的延伸。

和所有傑出科學家的研究一樣，蓋倫對小腦解剖構造的假設最終被年輕學生中的後起之秀斥為荒謬，因為他們相信指出一些看似枝微末節的錯誤，能顯示自己的智力較為優越。以蓋倫為例，這個後起之秀學生是法蘭德斯的醫生，安德雷亞斯・維薩里（Andreas Vesalius）；他對蓋倫關於小腦尺寸的描述相當不滿。好吧，說真的，維薩里嚴格來說並不是蓋倫的學生，他其實距離蓋倫的時代大約有一千五百年，但其實人人都是偉大的科學家先行者的學生啊。

維薩里在回應蓋倫研究的文章中寫道：

「雖然某些人［也就是蓋倫］被牛和驢，或是夢給迷惑了，寫下小腦是從孔的後側往上延伸，但是小腦位置最高的部分其實只延伸到［枕骨］的中間……」（引自 Glickstein et al. 2009）。

翻譯：人類的小腦看起來和其他動物的真的很不一樣，所以功用可能也有點不一樣！

如果在維薩里的時代有同儕審查系統，那麼他可能會是最早的「無所不知」審查者，是所有學者存在的剋星。

直到十九世紀為止，我們都還只知道大腦後方有這個形狀奇怪的構造，但是不是很清楚它到底是做什麼的。當然，就像很多早期的科學假設一樣，關於小腦功能最早的理論有點奇怪。舉例來說，伏特於十九世紀初發現能用兩種金屬源製造電之後，科學家便相信小腦表面交替的灰色和白色會組成一種「伏打電堆」

（voltaic pile），為大腦產生電。我們說這是小腦的「鹼性電池理論」（Coppertop Battery theory）。

當然，（現在回想起來）這還不是關於小腦的功能最荒謬的假設。十九世紀中期的骨相學家認為，小腦是性慾的根源。事實上，對於表現出女性色情狂和習慣性自慰的性「偏差」者，一項建議的治療方法就是把冰塊放在頭後方小腦的位置上。這種認為小腦是性器官的假設，終於由法國醫師皮耶‧弗勞倫斯（Pierre Flourens，1794–1867）加以測試。弗勞倫斯將一隻性慾特別旺盛的公雞的小腦移除，觀察牠的行為有何改變。他觀察到，這隻公雞依舊對母雞表現出強烈的性慾，每當有母雞經過時，牠都會發出等同於吹口哨挑逗的聲音，但是因為牠的動作太不協調，所以沒辦法搞定母雞（多虧了酒精對小腦功能的強烈影響，週六晚上在不少大學生會出沒的夜店裡還是能觀察到這樣的行為）。這樣的觀察顯示，好色很有可能與小腦無關，但是協調運動動作顯然是這裡的功能。

快轉到今天，人們已經知道小腦本質上是運動系統的品質控制專家。回到前面你要拿鏈鋸對抗眼前的喪屍這個情境。想像你一開始要去拿鏈鋸時，你的手還差一點點才能碰到鏈鋸握把。小腦會接收來自你的手和眼睛的所有感官經驗，以某種方式整理所有資訊，然後說：「嘿，你沒拿到！」接著它會看看你想執行的運動指令（拿到那該死的鏈鋸），找出你需要改變哪些地方，才能再下次伸手時一把拿起鏈鋸。

因為小腦會監控所有你的感官經驗和執行的運動計畫，所以它也會確保你感覺到你預期會有的感覺。事實上，你的小腦就是你無

法搔自己癢的原因。若你試著搔自己的癢,小腦會知道那是你的手在搔癢,並且標記你應該預期有一些感覺。因此,你感知到的就沒有那麼強烈。但是如果是別人搔你癢,小腦就無法做出這種內在期望,或至少做得沒那麼好,所以你會覺得癢得要死。

這也表示你該感謝小腦讓你不會在抓自己背的時候崩潰(預期中的感官經驗),但也是它會讓你在喪屍的手爬上你的肩膀時整個人跳開來(絕對是非預期的刺激)。

當小腦受損或無法正常作用時,這種監控你的感官與運動訊號的能力會使你失去整體的協調性。舉例來說,遺傳性疾病**小腦萎縮症**(spinocerebellar ataxia)患者的小腦和其他腦幹細胞會衰退,隨著病程發展,這些患者會開始表現出平衡與協調方面的問題,甚至會因為控制嘴巴和舌頭的肌肉無法正常運作而到了說話含糊不清的程度(**發音不良**,dysarthria)。就連視覺也可能會受到腦部受損的影響。有小腦問題的患者要順暢地移動眼球,從一個位置看到另一個位置也有困難。這種現象稱為**眼球震顫**(nystagmus)。

說得簡單點,小腦是大腦運動系統的品管部門。其實不只是運動系統。原來這種監控感官輸入的特徵,使得小腦在很多方面都挺有用的,像是語言、時間的感知、情緒處理,甚至做決定都包括在內。這麼說來,小腦這個「小型的腦」的名字也當之無愧。

━━━━━━━

既然現在已經了解了人類控制運動動作的迴路,就讓注意力回到外面那一票活死人身上吧。儘管喪屍的動作很慢、僵硬、不協調,

但是牠們看起來確實能規劃自己的運動動作，往正確的方向前進。換句話說，如果一個喪屍想朝你那邊撲過去，基本上他的方向會是對的。一旦他的手碰到了你，緊抓不放對他來說是沒有問題的。因此，他的皮質運動系統看起來是完好的。那出問題的會是哪裡呢。造成喪屍的運動系統功能失調的神經元嫌犯，就剩下基底核和小腦了。

在這個限制條件下，我們來想想基底核失常會發生什麼事，再和小腦有問題會發生的情況相比較。在兩種情況下，人的行走和運動動作協調都會有問題，但狀況天差地遠。舉例來說，帕金森氏症患者會呈現低頭垂肩的姿態，拖著小碎步行走，他們也很難在沒有顯著目標物的情況下產生行動（通常會靜止不動）。相反的，脊髓小腦性失調症患者會呈現僵硬、腳張開的站姿，步伐大且笨重。不同於那些受帕金森氏症所苦的人，這類患者在發起動作方面沒有困難。

那麼要怎麼運用這些資訊來診斷喪屍的腦？我們知道這些電影裡的活死人站姿僵硬、雙腿張開，步伐大且笨重。牠們傾向緩慢移動（大多數時候），缺乏流暢、協調的動作。然而，牠們看起來在展開動作方面沒有問題。事實上，喪屍幾乎一直都在移動，展開動作（比方說朝著新的受害者移動）對牠們來說毫無難度，而且不會在動作做到一半的時候停住，也不會拖著腳走或是屈著身體。

綜合上述原因，我們主張喪屍出現的綜合症狀：橫向站姿、笨重的步伐、不會靜止不動、一般性的規劃和執行動作無礙，都反映出牠們的小腦功能衰退。換句話說，小腦失調可能是導致染上喪屍

傳染病後許多運動動作症狀的原因。然而，牠們的皮質運動區和基底核通道應該是相對完整的。

到了這裡，身為一位死忠、反應又快的喪屍電影影迷肯定會問道：「那麼那些身手矯捷的喪屍呢？」如果你沒看過《末日之戰》、《28 天毀滅倒數》或是二〇〇四年重拍的《生人勿近》，容我解釋一下，「身手矯捷的喪屍」（fast zombie）看起來沒有任何運動方面的障礙。牠們可以迅速移動，也沒有什麼協調性的問題。由於這些「身手矯捷的喪屍」表現出那些令人害怕的協調動作，我們相信牠們的小腦應該是完好的。而這些身手矯捷的喪屍在運動方面也許會有的問題，比較可能是來自於牠們腐爛的手臂和腿，而不是任何神經元方面的損傷。

事實上，這種不同的表現也許能讓喪屍傳染病在神經學上的研究發展出亞型分類，為喪屍傳染病的病原學提供重要的線索。

· **第一亞型**（行動緩慢亞型）：該疾病所觀察到的第一種變異。

· **第二亞型**（身手矯健亞型）：和第一亞型變異的差異在於健康的運動動作協調，缺乏注意力方面的損傷（見第七章）。

有時候疾病確實就是會突變的啊，所以怎麼能期待喪屍傳染病會是例外的呢？

註：老實說，當我們有機會問導演羅梅洛為什麼在他的活死人系列電影裡的喪屍會那樣走路時，他的回答是：「牠們應該是**死掉的**。牠們是僵硬的。如果你是死人，就應該是那樣走路。」這個答案不怎麼符合我們神經科學上的直覺，但是卻是一個值得在下一場

喪屍浩劫中驗證的好問題。

資料來源與延伸閱讀

Alexander, Garrett E., and Michael D. Crutcher. "Functional architecture of basal ganglia circuits: neural substrates of parallel processing." Trends in Neurosciences 13.7 (1990):266–71.

Clarke, E. The Human Brain and Spinal Cord: A Historical Study Illustrated by Writings from Antiquity to the 20th Century.

Norman Publishing, 1996.

Geyer, S., M. Matelli, G. Luppino. and K. Zilles. "Functional neuroanatomy of the primate isocortical motor system." Anatomy and Embryology 202.6 (2000):443–74.

Glickstein, M., P. Strata, and J. Voogd. "Cerebellum: History."

Neuroscience 162.3 (2009):549–59.

Graybiel, Ann M. "The basal ganglia: Learning new tricks and loving it." Current Opinion in Neurobiology 15.6 (2005):638–44.

Kandel, Eric R., James H. Schwartz, and Thomas M. Jessell.

Principles of Neural Science. New York: McGraw-Hill, Health Professions Division, 2000.

Llinás, Rodolfo R. I of the Vortex: From Neurons to Self. Cambridge, MA: MIT Press, 2001.

McGuire, Leah M. M., and Philip N. Sabes. "Sensory transformations and the use of multiple reference frames for reach planning." Nature Neuroscience 12.8 (2009):1056–61.

Praamstra, P., et al. "Reliance on external cues for movement initiation in Parkinson's disease: Evidence from movementrelated potentials." Brain 121.1 (1998):167–77.

Vulliemoz, S., O. Raineteau, and D. Jabaudon. "Reaching beyond the midline: Why are human brains cross wired?" Lancet Neurology 4 (2005):87–99.

Wolpert, Daniel M., R. Chris Miall, and Mitsuo Kawato. "Internal models in the cerebellum." Trends in Cognitive Sciences 2.9 (1998):338–47.

4

飢餓、憤怒和愚蠢是贏不了這些活屍大軍

人們畏懼死亡，就如同孩童害怕於踏入黑暗一樣。孩童天生的恐懼會隨著傳說軼聞而日漸加深，畏懼死亡也是亦然。

——法蘭西斯・培根（Francis Bacon）
《培根隨筆集》（Essayes or Counsels, Civil and Moral）

　　你只聽見在櫃門外的低吼聲。滿腦子都想到那東西用牠爛了一半的下顎在撕咬你的喉嚨。你的每一吋肌肉都緊繃到覺得疼痛。你的心跳加速。滿身是汗。所有的直覺都告訴你要逃跑。追著你的那東西一直不肯放棄。你剛闖進這間房子，躲到樓上臥房的衣櫃裡時，以為自己已經甩掉它了。但現在，當你負傷坐在陌生人的衣物和舊行李間時，你知道追殺著你的那隻活死人能跑得比你快、比你還持

久。

這隻生物距離你只有三十公分，你最大的願望就是離它遠遠的。你被逼到了角落，在這個衣櫃裡能找到的唯一武器是一隻細跟的高跟鞋。你驚慌失措。在你開始停下來思考之前，卻發現自己居然已經衝出櫃門，一邊緊緊抓著高跟鞋一邊大叫，打算朝那隻喪屍的頭劈下去……

我們為什麼害怕這些喪屍？說到底，牠們帶來一種非常原始的威脅：牠們有侵略性、暴力，而且對人類的血肉貪得無厭。當你想到自己要在夜裡走過黑暗、霧氣瀰漫的墓園時，會不會覺得害怕呢？為什麼？是因為可能有你看不見的未知潛在危險，在下一個墓碑後面蠢蠢欲動嗎？雖然理性上你可能**知道**地底會冒出一隻骷髏手抓住你的機率極低（大概是百分之零那麼低），但這些機率對你的情緒或許毫無意義。

在科技、理性、啟蒙運動發展了數個世紀之後，人類卻**還是**害怕非理性的東西。我們的感受總是與理智的知識相矛盾。雖然你知道恐懼有多麼不理性，但從演化的角度來看，這種不理性意外的合理：它能讓自己處於潛在危險——以及會限制繁殖——的可能性降到最低。簡單地說：動物會正確地迴避那些對繁殖生存造成危險的情況。雖然人類或許靠近食物鏈的頂端，但是我們並不是靠著不自量力地打肉搏戰才站上這個位置的。

對危險抱持著健康的恐懼，能讓你安全活下來。如果你讓警覺性降低，那麼你將會被自己的輕忽反咬一口（若是喪屍，就是真的咬到了）。這種情況在喪屍電影裡不斷上演：在《生人勿近》（1978）

裡，每一隻**單獨**的喪屍看起來都人畜無害，所以大家都掉以輕心；在《28 天毀滅倒數》（2002）裡，有一隻喪屍被當成囚犯，但牠之後就大開殺戒；在《末日之戰》（2013）裡，耶路撒冷本來是個安全的避難所，後來就不是了。如果每個人對活死人都有比較健康的恐懼，那麼能活下來的人就會比較多。

身為一個生理上不是最強壯、最快或最凶猛的物種，人類能興旺繁衍靠的是我們預先規劃的能力。規劃、創意、獨創性是人類的特徵。但是我們也不是永遠都有聰明的點子和機靈的計畫。真正的恐懼能減少我們陷入不一致、不確定、意志薄弱的混亂中。喪屍就代表了那種恐懼：牠們有侵略性，牠們會啃食人類，而且牠們不會停下來思考這對我們的感受可能有什麼影響。事實上，「恐懼」是你最不可能在喪屍身上發現的情緒。不論你揮舞著鏈鋸、武士刀，或是有足以夷平一座小鎮的爆裂物，這些活死人根本不在意。牠們只會一直朝你過來，直到我們，或牠們死去為止。

有趣之處在於，儘管我們對喪屍的感覺，以及牠們對人類的感覺並不相同，但關於一些比較原始的行為，例如恐懼、憤怒以及飢餓，彼此都受到大腦深處相同的一組系統所調節，這稱為「**邊緣系統**」（limbic system，但要注意，根據 Kotter 與 Meyer [1992]，邊緣系統雖然是很有用的概念性工具，但可能不是建立關於大腦的概念最好的方式）。邊緣系統非常古老（以演化而言），是一組能以各種形式在人類大部分的動物近親身上發現的大腦構造。組成邊緣系統的大腦區域有哪些，通常會根據你跟誰談這個主題而有所不同，但一般來說包括海馬回、杏仁核、**乳狀體**（mammillary bodies）、下

丘腦、丘腦,以及扣帶皮質(cingulate cortex)[1]。

讓我們來仔細看看這個邊緣系統。

戰鬥、逃跑,以及……

在那些不做就等死的時刻,大腦和身體發生了什麼事呢?在神經科學和心理學上這是所謂的**「戰鬥或逃跑」**(fight-or-flight)反應的行為,屬於非常古老的直覺。當然,幾乎所有哺乳類都具備這種直覺。我們可以從瞪羚跳離獅子,或一個人全速逃離一票活死人這些時候觀察到這種直覺。但是如果你把「逃跑」的觀念再擴大一些,面對威脅斷尾求生的壁虎,或是改變皮膚顏色以融入環境的墨魚都算是某種形式的逃跑。相反的,如果被逼到角落無處可逃,那麼受到壓力或受傷的動物反而會激烈地反擊攻擊牠的對象,為了求生拼死抵抗。這就是「戰鬥」的部分。

後面這種行為特別引起了我們在喪屍研究方面的好奇心。盡量設想一下,有一隻生物一直處於「戰鬥」的狀態。這個生物攻擊靜止的電線桿的猛烈程度,可能和攻擊迎面而來的掠食者相同。舉例來說,一些感染狂犬病的動物會極端地有攻擊性,而且對於試圖讓牠們鎮定或平靜的做法毫無反應。

我們可以把這種「侵略性」想成是硬幣的其中一面,這一面是恐懼和憤怒,會在面對威脅的時候特別放大;然而硬幣的另一面則是信任、同理心和群居性,在恐懼和憤怒那面朝上的時候,這一面就被干擾或抹滅了。在這一章我們要看的是前者,而在下一章會討

---

1 這麼說好了,整個邊緣系統的概念是相當具爭議性的,似乎比較像是對大腦各區域的描述,讓一些常見的行為比較容易解釋,而不是這些大腦區域真的在解剖學上是互有聯繫的網絡。怎麼說呢……在科學上,任何事都有辯論的空間!

論後者。

為了方便敘述，先回到本章一開頭的情境，就是你為了躲避喪屍而被困在衣櫃裡。在你做出用高跟鞋鞋跟攻擊追殺你的活死人的決定前，你的大腦發生了什麼事？在你確定自己受困的那一刻，發生了什麼事？

在轉瞬之間，你的大腦就被杏仁核給控制了（見第一章）。杏仁核問了一個基本的問題，用已故搖滾歌手喬·史壯姆（Joe Strummer）的歌詞最能貼切描述：「我現在該留下還是離開呢？」

因為留下（戰鬥）和離開（逃跑）都需要一次爆發大量的能量和資源，在你的大腦其他部位能做出決定之前，杏仁核便透過刺激你的**腎上腺**，讓你的警醒程度大幅上升。這是透過一個複雜的區域網絡而發生，就是所謂的下丘腦 - 腦垂體 - 腎上腺軸（hypothalamic-pituitary-adrenal axis），簡稱 HPA 軸。從名稱就看得出來組成 HPA 軸的是哪三個區域。它們共同合作，控制身體在充滿壓力的情況下的反應。

這種壓力反應過程會以一連串的連鎖事件來運作：杏仁核告訴下丘腦開始製造**腎上腺素**（corticotropin-releasing hormone，簡稱 CRH），並釋放到血液中，再由腦下垂體前葉（anterior pituitary gland）接收。很有意思的是，腦下垂體前葉不使用神經纖維和大腦其他的部分溝通，而是利用血流裡的激素和大腦的其他區域來回交流。所以下丘腦唯一能和腦下垂體的這個部分溝通的方法，就是釋放 CRH。

一旦腦下垂體前葉在血流裡感受到 CRH，就會開始釋放**促腎上**

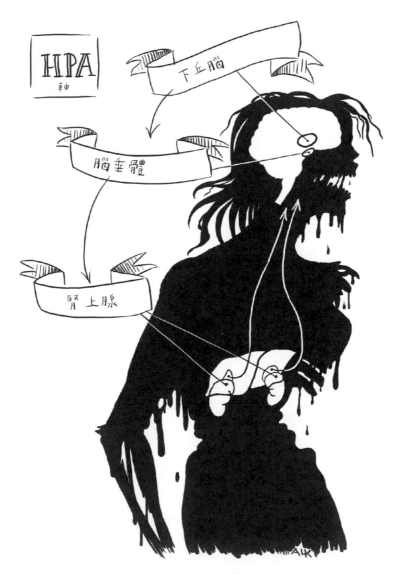

圖 4.1 HPA 軸是內分泌網絡的一部份，負責監控與調節身體處理壓力、消化、情緒和警醒的過程。是身體的「戰鬥或逃跑」反應的主角。

腺皮質激素（adrenocorticotropic hormone，簡稱 ACTH）這種激素進入血液。釋放 ACTH 到腦下垂體，不是和大腦其他區域對話，而是直接和身體對話，告訴它要增加壓力反應。明確地說，這是在和位於你的腎臟上的兩個腺體對話，也就是腎上腺（到目前為止還跟得上嗎？）。

那麼腎上腺會製造什麼呢？當然是腎上腺素啊。或者也稱為腎上腺激素。腎上腺激素就是你在特別有壓力或刺激的情況下感受到那一股衝勁的原因。基本上，它讓你在需要的時候產生大量的能量。但是這不是腎上腺唯一會製造的東西。它們也會分泌其他和壓力與侵略性有關的主要激素，包括**皮質酮**（corticosterone，或是人類身上的相等物**皮質醇**（cortisol））和**睪固酮**（testosterone）這類的類固醇。這代表，在 HPA 軸的末端會有像是腎上腺激素和類固醇等化學物質湧入你的血液中，讓你的警覺性大躍升，並控制你的消化和免疫系統，讓你準備好要戰鬥。

要讓你做好和活死人戰鬥的準備，聽起來好像是很漫長、迂迴的路線。你的大腦中有些部分是和腦的其他部分在對話，而那些部分則直接經由你的腎臟，利用血液中的化學物質和一些腺體對話。然而，這個過程只需要幾秒鐘就能開始讓你暴衝，而且能持續數分鐘，甚至數個小時。因此，透過經由 HPA 軸觸發壓力反應系統，杏仁核便能開始讓身體做好準備，進入你死我活的模式。

針對老鼠的研究顯示，受到電流刺激的下丘腦會使皮質醇濃度上升，而這樣的刺激也會導致動物的侵略行為增加。事實上，就算老鼠的腎上腺被摘除（沒有任何皮質酮能釋放了），注射皮質酮依

舊能導致類似的侵略性行為（Kruk et al. 2004）。所以刺激部分的下丘腦，會增加釋放到血流裡的類皮質酮類固醇。血流裡的皮質酮增加，會和侵略性增加有關。

這是否代表皮質酮是「侵略性激素」呢？不一定。在科克（Kurk）與同僚的研究中，他們謹慎地指出這些激素本身並不會造成侵略性，而是使神經元對刺激更敏感或更不敏感。

回到杏仁核，這個部位已經開始接管了一些其他控制基本運動動作和警戒狀態的深腦系統。在千鈞一髮之際，思考太久可能會付出很大的代價。杏仁核已經演化成能阻絕腦中的那些嘮嘮叨叨，讓你能專注；在真正緊急的情況下，它基本上能挾持大腦的其他部位，讓處理過程限制在簡單、二元的決策：戰鬥或逃跑？

因為杏仁核是戰鬥或逃跑反應的閘門，所以如果它的運作被干擾了，比方說有生理上的損傷、化學物質的不平衡，或是疾病等，那麼你有時候就會出現一些奇怪的行為。這樣想吧：戰鬥或逃跑反應的感覺是本能上、生理上的恐懼反應，恐懼的感覺對於行為也有強大的控制力。就算在你的生命沒有立即危險的情況下，由杏仁核觸發的壓力反應，也能控制在其他情況下可能不適當的行為。舉例來說，成人不會隨便什麼東西都放到嘴巴裡，因為知道某些東西可能會傷害或害死我們。而避免這種行動發生的就是**恐懼**。這種本能上的恐懼感，是由杏仁核開始的輕微突發性活動所調節。如果失去所有恐懼的感覺，那麼就再也無法受到那種恐懼所控制。

兩側杏仁核的損傷就會造成這個後果。這是一種非常少見的疾病，稱為**克魯爾布西症候群**（Klüver–Bucy syndrome），成因是兩

側杏仁核的損傷。這種症狀最早是一九三九年在恆河猴身上觀察到的，之後克魯爾（Klüver）找神經外科醫師布西（Bucy）切除猴子的顳葉，幫助他了解精神治療藥物麥司卡林（mescaline，三甲氧苯乙胺）效用的神經基礎。有這種症候群的人類（和猴子）會有許多不尋常的症狀，可能包括下列行為：極端溫順，意思是他們真的完全漠不關心或沒有什麼反應；**過食症**（hyperphagia），意思是他們會強迫性地進食或有強迫性饑餓感；**食物偏好改變**（hyperorality，或稱「多食」），意思是他們會把很多奇怪的東西放進嘴裏；**性慾亢進**（hypersexuality），就是你想的那樣；**視覺失認症**（visual agnosia），意思是他們難以辨認常見的物體。克魯爾布西症候群的視覺失認症這部分好像有點格格不入，但是如果用以恐懼動機減少的行為來看其他症狀，似乎都很合理了。克魯爾布西症候群患者不會對壓力情境有反應，換句話說，他們對於利用對後果的恐懼以控制不想要、或會製造問題的行為的社會線索（例如社交上的不認同或對犯罪的懲罰）沒有反應。這可能會使克魯爾布西症候群患者很難相處。

　　所以就某方面來說，你應該要感激自己活在一個人人三不五時就會經歷一點恐懼和害怕的世界裡。否則情況可能就會更……怎麼說呢……變態。正常來說，做出不適當行為的衝動，會被來自位於額葉較低部分的**眼窩額葉皮質**（orbitofrontal cortex）發出的訊號所抑制。這個區域位在腦非常前方的位置，就在眼睛上方眼窩額葉皮質會向杏仁核發出抑制訊號，時時檢查並避免杏仁核綁架大腦的其他部分。在這裡沒有要大談佛洛依德，不過用個類比來說明的話，

你可以把眼窩額葉皮質想成大腦的小「超我」（Superego），杏仁核是「自我」（Id）。杏仁核傾向把環境中任何可能的刺激都當成最糟的情境（一種威脅）來做出反應，而眼窩額葉皮質比較會評估狀況，通常能抑制杏仁核想開始綁架大腦其他部位，進入戰鬥或逃跑模式的慾望。

因為大多數人都有完好的眼窩額葉皮質，所以小杏仁核只有在少見的情況下才會活躍。

有意思的地方在於，針對暴力病態的犯罪者進行的大腦造影研究發現，他們的前額葉皮質有些部位呈現功能異常，而且杏仁核可能是某些反社會與暴力行為的底層原因。除此之外，針對眼窩額葉皮質被切除的猴子的研究顯示，牠們在調節社會互動方面經常會有問題（Babineau et al. 2011）。你們有些人可能聽說過著名的費尼斯・蓋吉（Phineas Gage）病例，他在一八四八年遭逢意外，一根一公尺長的金屬棍穿過了他的腦袋。據記載，他從受傷前溫和有禮的中階主管，突然變成一個比較有冒險性格、追求風險，與人互動時有時還有點粗俗或行為失當（Code et al. 1996）。

這些大腦損傷的案例都符合大腦造影研究的結果，顯示如果人處於壓力過大的情況，例如被要求做很困難的數學問題，那麼眼窩額葉皮質的活動就會降低。活動降低和壓力激素皮質醇的分泌增加有關。稍早提過，皮質醇是人類版本的動物皮質酮，這是 HPA 軸的最終產物，和壓力與侵略性有關。總結來說：在充滿壓力的情況下，眼窩額葉皮質的反應減少，代表在血流裡循環的壓力類固醇增量。

那麼這是否代表，如果你的眼窩額葉皮質比較小，或比較不活

躍，你就會成為犯罪者呢？絕對不是！並不會，快把這想法從你的腦中拋開。我們不能用你的大腦任何部位的尺寸或活動來**可靠且準確**地預測你這個人會不會成為犯罪者，這就跟不能根據你的身高預測你多快會被喪屍吃掉一樣。當然，比較高的人跨出去的每一步可能比較大，所以平均來說跑得可能快一些，因此他們可能有多一點的生存優勢，但是這項優勢會被其他導致他們被吃掉的因素給掩蓋，例如年齡、體能狀況等。

大腦各區域的尺寸或功能，和一個人是不是被定罪的犯罪者間的關係，僅僅是一種關聯性的**趨勢**而已。事實上，所有對犯罪行為的神經造影研究似乎都只說明了兩件事。首先，額葉皮質和杏仁核的區域似乎共同控制衝動的行為；第二，這個迴路的損傷有時可能會帶來不想要的、衝動的行為。以上是我們從當中唯二學到的事。

所以額葉皮質似乎會調節杏仁核的活動，而杏仁核似乎透過下丘腦以及其他位置更深的大腦區域。和身體更下方的部位，控制了戰鬥或逃跑以及壓力反應，壓力和恐懼的行為完全是健康的，能一致地控制不想要的或不健康的行動。綜合以上，這些結果都顯示了HPA軸、杏仁核和眼窩額葉皮質對於社會認知、了解和遵守社會常規，以及道德決策方面等都非常重要。

暴怒的分子

人們對情緒和侵略性的神經系統知道些什麼呢？老實說，不算太多。這是因為「情緒」這種東西要有科學定義還滿困難的，所以

接下來會用一整章的篇幅討論這個主題。

那麼憤怒呢？我們確實知道刺激動物大腦的某些區域會導致侵略性的行為增加。如前所述，我們知道暴力、有侵略性的犯罪者對壓力的神經元反應模式，和非暴力的一般人不一樣[2]。我們也知道大腦某些區域的損傷可能導致情緒反應和行為改變。當然，某些藥物和激素也會改變心情和行為，增加侵略性，減少認知功能等等。最後，我們知道侵略性是和睪固酮之類的激素有關。但是，這些是怎麼樣一起運作的？

為了回答這個問題，得先倒帶回到神經學的初期（精準地說，一八八九年），人類還完全不了解激素的時候。在這一年，傑出的神經學家夏爾・艾德華・布朗塞卡爾（Charles Édouard Brown-Séquard）發表了一篇劃時代的論文，某些人認為此舉代表了現代內分泌學（研究內分泌系統和激素的學科）的誕生。在發表當時，布朗塞卡爾已經因為數十年來一一找出脊髓功能的研究而名震於世。布朗塞卡爾和只有一半脊髓（左半邊或右半邊）受損傷的患者合作。這種奇怪的受傷模式被稱為布朗塞卡爾症候群（Brown-Séquard syndrome），通常是因為決鬥時的槍傷或刺傷造成。這些特殊案例讓科學家對於運動訊號如何從大腦傳遞到脊髓，以及感官資訊如何經由脊髓進入大腦再傳到身體，都有了相當多的了解。

布朗塞卡爾在年紀漸長後，將研究重心轉移到年輕男性的生命力上：

一般所知的健全男性，尤其是二十到三十五歲這個年齡層，卻還沒有進行性行為或任何導致精液消耗的活動，會處於一種興奮的狀

---

2 不過要澄清的是，我們談的僅限於那些被逮捕並且定罪的有暴力行為的人。非暴力的犯人是不一樣的，而且要記住，很多暴力犯罪者不一定有被定罪。也許沒有被定罪的暴力犯罪者大腦和那些被定罪的也有不同。

態，使他們擁有雖然異常但豐富的生理與心理活動。

　　這段話出自布朗塞卡爾在著名醫學期刊《刺胳針》（The Lancet）上發表的文章，題為〈關於皮下注射從動物睪丸中獲得的液體對人產生的影響〉（Note on the effects produced on man by subcutaneous injections of a liquid obtained from the testicles of animals，Brown-Séquard 1889）。在這篇文章裡，他描述了他進行的實驗：

將少量水混合下列三種液體：睪丸血管裡的血、精液，以及從睪丸抽出的體液？在從狗或天竺鼠身上取出後，立刻進行皮下注射。為了讓這些注射液在我身上能發揮最大的效果，我只使用最低限度的水。

　　慢著，先冷靜的想一想，在人生中到底經歷了些什麼樣的決定，也許我們花點時間便能感到安慰，至少自己並沒有經歷那些最終會把超烈的血液精液雞尾酒注射到自己皮下的種種事件。

　　我們繼續吧。

　　布朗塞卡爾用精液注射自己的理由是：

由睪丸分泌的精液裡有一種或多種物質存在，一旦透過再次吸收的方式進入血液，對於讓神經系統和其他部分獲得力量會有非常關鍵的用途。但是如果也許能稱為精液貧血症（spermatic anaemia）的情況導致這個結論，那麼相反的狀態，可以稱為精液過多症（spermatic plethora），也為那個結論提供相同有力的支持。

　　這些想法一定其來有自，對吧？

　　那麼，我們能從這些奇怪的實驗裡得到什麼呢？

　　現在已知，有某些激素和肽（peptide）會增加人類活力和力量

之類的。舉例來說，大家一定都有過腎上腺素突然增加的經驗吧？曾經被逼近的喪屍嚇過的人一定就知道這種感覺。腎上腺素激增，以及隨之而來的一陣高亢、精神亢奮就是化學物質在血流中循環會改變行為的例子。

如同在前面提到的 HPA 軸和激素，**神經肽**（neuropeptide）在大腦和身體扮演了一個重要的角色，因為它會改變對壓力、飲食、恐懼和興奮事物的反應。它們會在驚嚇時讓心跳加速，在吃飽的時候覺得想睡。激素的改變，或神經科學裡所謂「荷爾蒙失調」（hormonal dysregulation）可能有多種原因，導致喪屍典型的恢復力、對痛覺不為所動，以及侵略性增加。而接下來看看激素還能做些什麼。

用肚子來思考（用真的肚子）

你有沒有遇過一隻吃了你最親愛的人後，感到飽餐一頓而心滿意足的喪屍？沒有？我們也沒有。當然，這是因為喪屍不是真的，但也是因為這些喪屍似乎**永遠不會感到滿足**。

現在思考一個例子。在《活死人之夜》（1968）裡，由於一點年少輕狂（茱蒂決定瘋狂地衝向卡車去找男友）和一起不幸的意外（班的火把掉在外洩的瓦斯管附近，導致卡車爆炸，使那對小情人死去），湯姆和茱蒂燒焦的屍體被農舍外的那些活死人撕成碎片。身為目睹恐怖的這一幕的觀眾，我們看著那些喪屍把人肉當成感恩節大餐嗑。然而，不像你和我，喪屍享用完豐富的一餐後不會攤坐著看場球賽然後打瞌睡，並不會，牠們反而立刻回頭，往農舍搜刮

更多美味的人肉，彷彿牠們根本沒有**剛剛**才吃過兩個成年人而已！

身為非喪屍的人類要怎麼知道自己餓了或飽了呢？一樣的，都是靠邊緣系統。

特別是某一個區域，就是下丘腦，會控制你什麼時候感覺飢餓，什麼時候覺得飽。但是飢餓是一種受你的腸胃控制的感官感受，距離大腦非常遙遠（以神經元來算）。那腸胃要怎麼和下丘腦對話？

為你介紹：**迷走神經**（vagus nerve）。迷走神經是你的十二對腦神經（cranial nerve）之一，這些神經束讓大腦和你的身體不需經過脊椎就能互動。如果你想明確知道的話，迷走神經其實就是第十對腦神經，負責很多事，包括調節你的心跳，以及維持你的腸胃和大腦間能溝通順暢。原來說到調節身體功能，迷走神經還滿萬能的。

它會接收很多來自位於你的腸胃內的神經的輸入，尤其是你的腸道。當你在進食時，或是你有一段時間沒有進食，這些小細胞就會把訊息向上傳到位在腦幹的延腦（medulla）裡的神經元，讓它知道你的消化狀態。這類資訊很多是和食物的運輸有關（也就是那塊消化的食物現在在腸胃的哪裡，目前在哪一個階段？）你可以把迷走神經的功能，想成是控制很多把食物推進不可避免的最終輸出的系統。

有意思的是，迷走神經不只讓大腦和腸胃對話，似乎還會把各種有趣的身體體驗接力傳送回到大腦。你是否曾經在抽血後覺得頭暈或昏倒呢？《生人迴避》（Zombi (1979)，因為某些奇怪的版權問題，也稱為 Zombi 2）裡的有一幕：喪屍慢慢地把受害者拉出門外靠近自己，過程中受害者的眼球還被一塊碎木頭穿透；看到這一

幕，你是否感到有點暈眩呢？這種暈眩的反應是所謂的**迷走神經性昏厥**（vasovagal response）。這是因為對血管的情緒壓力和創傷混合起來，過度刺激迷走神經，讓你進入一種「休息和消化」的狀態，讓血液離開大腦，轉而保護你的內臟器官。這對重要的神經是你的中樞神經系統和**周邊神經系統**（peripheral nervous system）間主要的溝通管道；中樞神經系統包括你的大腦和脊髓，周邊神經系統則由從大腦和脊椎延伸到身體其他地方的神經所組成。

　　現在，如果消化道已經有一段時間沒有處理很多食物，它就會讓大腦知道。然而這個時候它不是用神經元裡的動作電位和大腦對話（見第二章）。相反的，你的腸胃會用很多激素告訴你的大腦你餓了。在這條與大腦的溝通管道中，其中一項關鍵的激素是飢餓肽（ghrelin）。當你的腸胃道因為沒事可做而覺得無聊的時候，飢餓肽會從胃和胰腺分泌到血液中，大腦會收到這種化學物質，導致下丘腦裡稱為弧形核（arcuate nucleus）的一小群神經元被刺激[3]。明確地說，當表達製造兩種神經肽（特別是神經肽 Y[NPY] 和刺鼠相關蛋白 [ArRP]）基因的神經元得到血液中飢餓肽增加的訊息時，它們會觸發一連串的活動，從下丘腦開始，在腦下垂體和皮質結束。這個一連串的神經活動最終導致生理上的飢餓感。因此，你可以把飢餓肽想成腸胃把大腦中飢餓感「打開」的開關。

　　那麼怎麼把這個飢餓的開關關掉呢？該怎麼知道自己飽了呢？這會用到胃分泌的另外一種激素，瘦素（leptin）。瘦素會引發相反的一連串事件，反制飢餓肽，產生飽足的感受。作用方式是透過啟動弧形核裡表達兩種化學物質的另一群神經元，分別是前腦啡黑細

3　別和我們會在第六章講到的弓狀束（arcuate fasciculus）搞混了。

胞促素皮促素（proopiomelanocortin，簡稱 POMC）和古柯鹼及安非他命調控轉錄因子（cocaine-and amphetamine-regulated transcript，簡稱 CART），後者的名稱是因為這種神經傳送素會製造出與使用古柯鹼和安非他命類似的刺激效果。但是很諷刺的是，CART 事實上會阻斷古柯鹼本身的效果（嘿，我們早說過大腦很複雜吧！）。啟動會表現 POMC 和 CART 的神經元，會抑制它們在弧形核裡對應的神經元所產生的飢餓感。

就像睡覺一樣（見第二章），飢餓是以簡單的開／關方式在運作。這裡說簡單，是因為概念上它就像是開／關那樣運作，但當然其實是很複雜的機制。「打開」飢餓感是從胃分泌飢餓肽開始，以在下丘腦的 NPY/ArRP 神經元開始有飢餓的感覺結束。「關上」飢餓感是從瘦素開始，結束於下丘腦的 POMC/CART 神經元讓你「感覺」飽了，或覺得飽足，抑制想吃的感覺。

這麼說吧，感恩節大餐讓你可憐的下丘腦超時工作了。而且這還沒考慮到你的阿嬤可能也是導致你吃個不停的強大壓力來源！

皮質下的大腦

你現在可能已經理解邊緣系統是一個相當複雜的網絡，而且主要會進行自己的思考。它控制很多非常複雜的行為，例如進食、睡眠、戰鬥和逃跑，幾乎完全獨立於所有大腦新皮質裡比較有認知性的部分。事實上，你可以把很多行為想成是來自大腦比較深處、比較衝動的區域，和想要評估情境、抑制衝動的新皮質之間不斷的戰

鬥後的結果；前者會因為很小的觸發點而想暴衝戰鬥或拔腿逃跑，後者只有在衝動是絕對必要時才不會加以抑制。

但是要是有東西出了錯，皮質不再能抑制這些基本的衝動呢？

在喪屍身上，隨時都會看到這種情況發生。讓我們面對現實吧，規劃和自制**並非**喪屍的行為特徵。認知和情緒考量會讓喪屍成為效率低下的殺人機器。喪屍不會停下來思考牠們瘋狂吃人的倫理意義，也不會規劃策略或協調牠們的攻擊。策略會讓戰鬥效果更好，但是喪屍並不關心如何使牠們的傷亡降到最低。牠們只會衝出去殺人。這就是許許多多的喪屍電影中最關鍵、中心、恐怖的元素：每一隻喪屍都是愚笨的獨立掠食者，只有最基本的反射動作，但是一**票**喪屍就成了勢不可擋的威脅。

這種缺乏有智慧的遠見的狀態，類似在科學上被稱為「**刺激物導向行為**」（stimulus-driven behavior）的情況。意思是，喪屍只是對環境中的事物做出反應，而不是有先見之明地規劃行動。牠們不會設陷阱抓捕人類，只會到處走來走去，看到或聞到人類才採取動作。一旦人類的視覺或嗅覺刺激進入喪屍的大腦，大量自動過程就會開始跑，觸發更直覺性的狩獵行為。

這暗示喪屍相當依賴牠們在深處（也就是埋在新皮質底下）的邊緣區域，幾乎不會顧慮新皮質控制衝動的功能。因為喪屍似乎相當依賴大腦這些位置較深的區域，「喪屍問題」的解決方案似乎也挺簡單的：抹除牠們大腦深處的邊緣區域，你就能阻止牠們吃了你的衝動。事實上，大家一致認同殺掉喪屍（不管是哪種喪屍）的**唯一方法**，就是「轟掉腦袋」。

但是「轟掉腦袋」到底多有效呢？如果把喪屍的腦袋拿下來，是否真的能讓它失去到處遊蕩狩獵人類的能力呢？

我們來問問麥克好了：

麥克是一隻雞（這確實是曾經刊登在《生活》（Life）雜誌報導的真實故事，也在藍柏特（Lambert）與金斯里（Kinsley）二〇〇五年的研究中有詳細描述），牠是一九三〇年代由洛伊得·奧森（Lloyd Olsen）在農場飼養的一隻雞。有一天，洛伊得要去砍了麥克的頭，就像所有肚子餓了想去做一道雞湯麵來吃的農夫一樣。但是這個在農夫和雞的生活中相當典型的情境，結果卻變得相當不尋常。

是這樣的，奧森先生在揮舞斧頭砍下麥克的頭的時候有點瞄偏了，不小心砍在麥克脖子上，比他原本應該下刀的地方高一點點的位置。一般來說，被砍頭的雞可能會跑個幾分鐘，就像……無頭蒼蠅那樣，英文裡也有「被砍頭的雞」這種說法，因為砍了頭之後，儘管沒有來自大腦的溝通，脊髓反射有時候還是會繼續。

但是當麥克跑了兩圈後，牠並沒有停下來死掉。事實上，牠完全沒有死（當然，牠**最後**還是死了，畢竟牠不是真的不死之身，但牠是在頭被砍掉之後的很久才死）。後來牠以「無頭雞麥克」而出名，牠試著啼叫、清理自己的身體，但當然是徒勞無功，因為一隻雞要啼叫和理毛一般是需要一顆頭的。

洛伊得用滴管餵麥克牛奶和水，維持牠的生命。他帶麥克去巡迴，進行怪物展演。就大家的理解，麥克被砍頭後，腦幹和中腦還是完整的。腦幹含有大量控制呼吸和心跳速率的重要神經元，基本上，腦幹控制了維生的必須的功能。相對的，中腦會接收很多來自

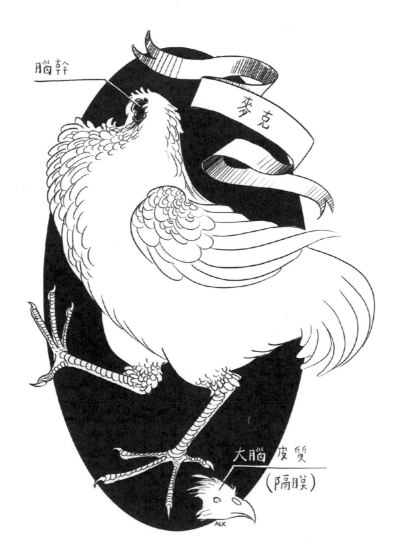

圖 4.2 無頭雞麥克。牠那天很衰，在瞄不準的斧頭攻擊後，獲得了重生的機會。
願你安息，可憐的小東西。

身體的感官資訊，做出快速的運動決定。只要農夫洛伊得繼續餵麥克，牠就能繼續到處咯咯咯。

根據維基百科（關於麥克老兄的資訊來源不是很多）：

無頭雞麥克的名聲傳開後，牠和一隻兩頭牛等其他生物一起進行巡迴餘興演出。麥克的展覽收取二十五美分的入場費。在牠的名氣達到最高峰的時候，這隻雞一個月能賺四千五百美元（相當於二〇一〇年的四萬八千美元），身價達一萬美元。奧森的成功引發了一波雞砍頭模仿潮，但是沒有一隻活超過一或兩天。

你沒聽錯，「雞砍頭模仿潮」。看起來並非**所有**人類的認知能力都比喪屍來得高。但是麥克的「運氣」很難被模仿，牠也一直是獨一無二的。畢竟，就像電影《時空英豪》（Highlander，導演：羅素・莫卡席（Russell Mulcahy）；1986）那樣，只能有一個不死族活下來[4]。

所以我們從無頭雞麥克身上學到了寶貴的一課。多虧了奧森斧頭揮得這麼不準，所以才有機會得知道麥克從腦幹接力到身體的許多傳遞，就像我們的好朋友迷走神經一樣，都還是完整的。這使得牠能四處行走，做出簡單的行為，例如試圖啼叫和理毛。因此，也許大腦中位於皮質裡的那些比較高階的部分，並不是維持生命和行走所必須的。維持中腦和腦幹區域完整，保留了很多基本生存所需的功能。

然而，也先不要急著移除顯然非必要的新皮質。雖然無頭雞麥克能做很多事，但牠卻不太能生氣。尤其是不能像喪屍一樣憤怒。

不論是充滿怒氣的攻擊性，或是餓昏了的感覺，這些位於深處由大腦調節的感受都是受到由神經元、腺體和激素形成的複雜網絡所驅動的。喪屍的憤怒和飢餓顯然屬於異常狀況。但是有多異常呢？

你來瞧瞧這些活死人的攻擊性。從喪屍接近獵物時發出的低吼、齜牙咧嘴、喉音等，還滿顯而易見牠們總是很生氣而且想吃掉你。上千名憤怒的野獸表現出由腎上腺素推波助瀾的憤怒絕對不會讓人產生誤會。這種無法控制、猛烈的憤怒讓我們對喪屍的腦有什麼了解？

這種憤怒是由刺激物所驅動的，相當原始，而不是歷經前期醞釀的、蓄意的。因此這像是衝動反射型的攻擊性，就像是你看到兩個醉漢在打架或在開車時暴怒的那種攻擊性。我們認為下列由崔納（Trainor）與同僚在二〇〇九年提出的「賀爾蒙和大腦與行為」研究報告中（p. 169）定義的侵略性亞型，最適合用來描述喪屍的行為：「[衝動反射型侵略性]導致突發的、高漲的、長期的或不適當的侵略性反應。」

喪屍會將牠們的憤怒導向任何人，只要對方是人類就可以。這種類型的憤怒根源於大腦比較「原始」（也就是在動植物種類史上較古老的）部分，反映出所有哺乳類的「戰鬥或逃跑」迴路的介入。這不同於開槍掃射的那種冷酷、經過算計的憤怒。

另外一種臨床上的侵略性亞型是一般所知的陣發性暴怒疾患

---

4 想想要是《時空英豪》裡，主角康納・麥克里歐（Connor MacLeod）砍了敵人庫根（Kurgan）的脖子位置高了一點點，結果他就沒了頭地跑來跑去，肯定超讚的！

（intermittent explosive disorder，IED），定義是「與情況極不相稱」的衝動攻擊行為（Trainor et al., 2009, p. 168）。IED 患者會因為非常小、非常枝微末節的不順心，例如掉了幾塊錢或說錯話，突然進入暴怒狀態，威脅要傷害他人。儘管造成 IED 確切的神經生理成因（如果只有一個的話）目前未知，但有一些神經異常狀況會造成 IED，例如顳葉神經元的病理性過度活躍。可能造成侵略性的生理基礎的線索之一，來自一九九三年布魯納（Brunner）與同僚提出的一份報告，內容是一個單胺氧化酶 A（monoamine oxidase A，MAOA）的結構基因編碼出現突變的荷蘭家庭。根據他們的發現，所有接受研究的男性都表現出「某種暴怒的攻擊性，通常只有輕微或根本沒有挑釁發生。」

　　從喪屍這種衝動、爆發式、攻擊性的行為來看，可以說牠們缺少適當運作的眼窩額葉皮質，因此也可能有主導性過強的邊緣系統。這麼一來，喪屍的杏仁核、下丘腦、丘腦都一直過於活躍，導致 HPA 軸出現劇烈的改變，荷爾蒙系統強烈失調。這些改變造成一觸即發的腎上腺反應，和人類完全不像，更別提在社交常規和道德上隨之而來的改變。

　　邊緣系統區域的功能失調很可能會延伸到下丘腦對食慾的控制。尤其喪屍處理來自腸道的瘦素信號的神經元活動應該會受到抑制，導致後續的飽腹感被破壞。

　　造成了過度飢餓與憤怒：這兩種你絕對不想在將視你為食物的生物身上看到的狀態。

資料來源與延伸閱讀

Babineau, B. A., et al. "Context-specific social behavior is altered by orbitofrontal cortex lesions in adult rhesus macaques." Neuroscience 179 (2011):80–93.

Berthoud, Hans-Rudolf, and Christopher Morrison. "The brain, appetite, and obesity." Annual Review of Psychology 59 (2008):55–92.

Brown-Séquard, Charles-Edouard. "Note on the effects produced on man by subcutaneous injections of a liquid obtained from the testicles of animals." Lancet 134.3438 (1889):105–7.

Brunner, H. G., et al. "X-linked borderline mental retardation with prominent behavioral disturbance: Phenotype, genetic localization, and evidence for disturbed monoamine metabolism." American Journal of Human Genetics 52.6 (1993):1032–39.

Code, Chris, et al., eds. Classic Cases in Neuropsychology. Hove, East Sussex: Psychology Press, 1996.

Davis, Michael, and Paul J. Whalen. "The amygdala: Vigilance and emotion." Molecular Psychiatry 6.1 (2001):13–34.

Dedovic, Katarina, et al. "The brain and the stress axis: The neural correlates of cortisol regulation in response to stress." Neuroimage 47.3 (2009):864–71.

Feldman, S., and J. Weidenfeld. "The excitatory effects of the amygdala on hypothalamo-pituitary-adrenocortical responses are mediated by hypothalamic norepinephrine, serotonin, and CRF-41." Brain Research Bulletin 45:4 (1998):389–93.

Lambert, Kelly, and Craig H. Kinsley. Clinical Neuroscience. Macmillan, 2005.

Klüver, H. and Bucy, P.C. "Preliminary analysis of functions of the temporal lobes in monkeys." Archives of Neurology and Psychiatry 42 (1939):979–1000.

Koenigs, Michael. "The role of prefrontal cortex in psychopathy." Reviews in the Neurosciences 23.3 (2012):253.

Kötter, Rolf, and Niels Meyer. "The limbic system: A review of its empirical foundation." Behavioural Brain Research 52.2 (1992):105–27.

Kruk, Menno R., et al. "Fast positive feedback between the adrenocortical stress response and a brain mechanism involved in aggressive behavior." Behavioral Neuroscience 118:5 (2004):1062.

Marlowe, Wendy B., Elliott L. Mancall, and Joseph J. Thomas. "Complete Klüver-Bucy syndrome in man." Cortex 11.1 (1975):53–59.

Nelson, Randy J., and Brian C. Trainor. "Neural mechanisms of aggression." Nature Reviews Neuroscience 8.7 (2007):536–46.

Reiter, Amy. "Mike the Headless Chicken more popular than Clinton." Salon, May 12, 1999, http://www.salon.com/1999/05/12/snl/.

Tattersall, R. B. "Charles-Edouard Brown-Séquard: Doublehyphenated neurologist and forgotten father of endocrinology." Diabetic Medicine 11.8 (1994):728–31.

Trainor, B. C., C. L. Sisk, and R. J. Nelson. "Hormones and the development and expression of aggressive behavior." Hormones, Brain and Behavior 1 (2009):167–203.

Yang, Yaling, et al. "Morphological alterations in the prefrontal cortex and the amygdala in unsuccessful psychopaths." Journal of Abnormal Psychology 119:3 (2010):546.

chapter 4　飢餓、憤怒和愚蠢是贏不了這些活屍大軍

5

遭遇喪屍浩劫可沒時間掉眼淚！

情感的可貴之處在於能讓我們迷失；而科學的可貴之處在於它並不會感情用事。

——奧斯卡・王爾德（Oscar Wilde）《道林格雷的畫像》（The Picture of Dorian Gray）

　　根據定義，一票喪屍是由一大堆集體行動、尋覓人類為食糧的喪屍所組成。那為什麼這麼大群喪屍能整天在商場遊蕩而不會自相殘殺，可是一旦有位活著呼吸的人不小心闖進這廢墟，就能引起突然的瘋狂搶食呢？

　　喪屍是如何判斷一個人是活的，還是活死人？為什麼牠們不會自相殘殺？在《陰屍路》這部已經成為漫畫與電視史上的經典場景裡就有個提示：瑞克（Rick）和葛倫（Glenn）必須在亞特蘭大街頭闖過一票拖著步伐的喪屍。讓人不寒而慄的一幕是兩人讓自己全身

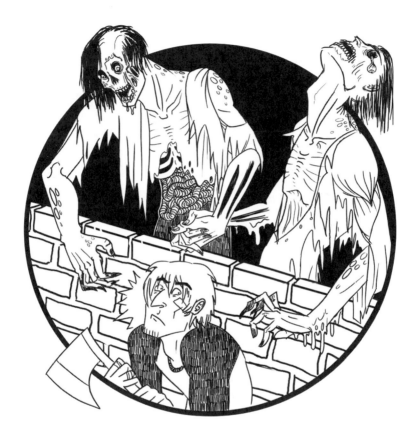

圖 5.1 喪屍表現出對內的高度合群性，但對人類則相當不友善。這是牠們的天性。這種態度可能反映出喪屍對人類和喪屍感知上的差異。

沾滿血漬、內臟，還有死者的血塊，打算讓自己融入喪屍群裡而不引發任何騷動。

　　他們決定這麼做，背後的邏輯似乎是這種恐怖的腥臭味能夠掩蓋活人的氣味，想用「瑞克和葛倫是牠們的一份子」來說服這些活死人。但是如果人類（還有應該包括喪屍）有這麼恐怖的嗅覺，這種方法怎麼會管用呢？而且，喪屍是利用哪些嗅覺上的線索來這樣「溝通」呢？

　　不論你相不相信，要了解**群居性**前，我們首先需要了解你的嗅覺。

聞起來像活死人的調調

　　你有聞到什麼味道嗎？這不是問你臭還是香，而是問你的嗅覺如何運作，以及氣味為什麼能和某些情緒產生連結？奶奶家飄散出烤餅乾的香味；愛人用的香水或古龍水的氣味；追著你的活死人傳出的腐臭味：這些氣味為什麼會使你動搖？

　　首先，必須了解嗅覺是怎麼運作的。人類的感官包括視覺、觸覺、聽覺、平衡、味覺和嗅覺，它們全部會以某種方式結合成統一的感知，讓我們獲得關於自己和周遭世界的資訊；但是其中只有味覺和嗅覺需要以直接、化學的方式品味這個世界。對於已存在於外界的各種毒素來說，這可是個危險的交易行為。

　　說到底，只有當知覺進入明確的自我意識時才會意識到它。從神經科學的角度來看，這代表有一種刺激活化了鼻子內的一組神經

元，接著將訊號傳遞到稱為嗅球（olfactory bulb）的早期感覺區，然後訊號再傳遞到新皮質認知能力較高的部位，並在此進入意識。但這些感官訊號到達新皮質之前，通常需要很多處理步驟。這代表在少數大腦受損的案例中，可能有人在沒有**意識**到刺激的情況下，就能對刺激有所反應。經典的案例是**盲視**（blindsight），這種人嚴格來說是盲的，但他們不會**意識**到自己對某些視覺輸入會有反應。盲視患者發誓他們沒看到房間裡的物體，但他們走過房間時，卻能以某種方式避開地面上障礙物，不會被絆倒。

　　這種（不一定有自覺地意識到）利用感官資訊的能力會出現，是因為除了一種感官之外，其餘的感官都會在進入新皮質前，先經過一個神經守門人，就是在第一章提過的：丘腦。如果你回想我們用黏土做的模擬示意，綠色的團塊就是丘腦，位在腦幹上方，幫助調節輸入的感官資訊，之後這些輸入才會進入人的意識。唯一不會經過丘腦的感官資訊，就是氣味。相反的，嗅覺輸入會直接進入新皮質，尤其是處理情緒和記憶的那個皮質區域。這項發現被認為是氣味與記憶強烈連結的基礎，就算經過了許多年，氣味還是能觸發記憶，例如你聞到剛出爐的餅乾時，會想起你的奶奶，或者腐肉的酸臭味會讓你想起第一次闖進一群活死人中的經驗。

　　儘管嗅覺和大腦認知能力較高的區域可能有直接的連結，但這不代表和世界互動時會使用嗅覺做為主要的感官。這種特權似乎僅限於視覺和聽覺。事實上，一般認為人類的嗅覺是相對較弱的，尤其和犬類朋友相比更是爛透了。這就是為什麼人類花了千年訓練並馴化狗來協助狩獵，畢竟人類想靠氣味找到水牛根本是天方夜譚！

但是我們靠鼻子找東西的能力，真的這麼差勁嗎？加州大學柏克萊分校在二〇〇七年《自然神經科學》（Nature Neuroscience）期刊上發表的一項著名實驗，有著頗令人驚訝的發現：那些**被迫**只靠嗅覺的人（被蒙眼、戴耳塞、手上戴了連指手套），可以和獵犬一樣追**蹤**在草地上噴灑的微弱氣味。這項研究的第一作者傑西‧波特（Jess Porter）在訪談（Sanders 2006）中表示：「人類的嗅覺之所以沒那麼敏銳，部分原因是不常使用它，要是能讓一些人練習嗅聞，他們就能變得夠厲害。」這項實驗的結果並不代表每個人其實內心都是一隻獵犬（我們的犬科朋友還是比我們厲害），但或許我們的嗅覺定位能力也沒有一般認為的那麼糟。

　　無論如何，就算你或我不能靠著聞氣味就在一群人中輕鬆挑出特定對象，也許這是只是因為我們一開始就太仰賴其它的感官。當可以用眼睛看的時候，就不需要**聞**出誰不對勁，但喪屍並非如此。影集《陰屍路》裡的喪屍顯然不只是根據外表來判斷對方是不是活人，牠們還用聞的。

　　雖然看起來很瘋狂，但這也不是那麼不尋常……甚至適用於人類。

　　當然，狗和其他動物可能總是會互相聞味道，而大部分人不會到處聞彼此的屁股，判斷對方是朋友還是陌生人。但想想你有多少次到一個新環境，或是去一個朋友家的時候，心裡想著：「這裡沒有自己家的味道。」可能是自己沒有發現，但是嗅覺對於我們的舒適與熟悉感扮演了重要的角色，《陰屍路》裡瑞克和葛倫用腐肉掩飾自己的那一幕，便以最粗暴的一種方式呈現了這件事。

　　儘管人類的群居性和嗅覺間的連結有諸多爭議，目前也尚未有定論，但在其他動物身上卻有很清楚的連結。大多數的哺乳類鼻腔裡有一個小腔室稱為**犁鼻器**（vomeronasal organ），裡面都是感知分子的受器，對於**費洛蒙**（pheromone）──動植物用來溝通或改變行為的化學信號──有很強烈的反應。眾所皆知，費洛蒙在動植物界無處不見，從在老鼠交配時調節內分泌系統，到螞蟻留下氣味的痕跡時都會出現。

　　費洛蒙有很多類型，會影響動物的性擇和交配、增強侵略性，甚至改變社交互動。人類受到費洛蒙影響的程度有多大，目前還不確定；然而有數項研究顯示，利用某些神經肽（可改變神經活動的類似蛋白質的小分子）可以操控動物的信任感和社交性。舉例來說，研究已經顯示，**神經肽升壓素**（vasopressin）會影響老鼠的社交。如果升壓素被阻斷，無法到達老鼠的嗅覺受器，牠們辨識彼此的能力會顯示受損，代表牠們在社交上無法得知在群體中誰是誰。想像一下，如果光是阻斷一種化學物質就能讓你無法區分你媽媽和陌生人會變得如何（會在第六章延伸說明這在人類方面的情況）。

　　人類的社交行為似乎也容易受到神經肽的影響。現在很多流傳甚廣的報導都專注於生產時大腦所釋放的催產素這種激素。（事實上，催產素的希臘字源就是「快點生」，可以在生產時注射在母體上，加速產程。）雖然催產素在社交行為中扮演的角色上有爭議，但已經有很多耐人尋味的證據顯示，在鼻內施用催產素噴霧可增加信任感，一種被視為「有益社交」的行為。先等一下，還不僅如此！雖然催產素好像能增加社交團體內的羈絆和社交行為，但也會增加

對團體外的個體的**侵略性**。所以下次有人說催產素是「愛的激素」時（媒體常常這麼說，這很令人困擾），你就可以伸手打臉他們，然後說這也是催產素害的。

魔鏡就在我的腦袋裡

雖然費洛蒙這類的物質可能，我是說**可能**，扮演著一個有利於人類社交活動的角色，但是這些神經肽顯然不是腦袋唯一調節社交互動的玩意兒。另外一個目前很受歡迎的參賽者，是**鏡像神經系統**。這個系統的定義很寬鬆，基本上就是一群神經元，通常位在前額葉皮質，符合兩項標準：（一）它們會在你執行動作時啟動，（二）它們也**會在你看到其他人執行相同動作時**啟動。因此，這些神經元似乎會反映出可以由你或其他人所做到的一個動作（例如伸手）的一般性概念。

聽起來有點混亂？沒關係，那來看看下面這個例子吧。假設有個瘋狂科學家做了件奇怪的事，你的腦中規劃運動動作的區域之一，前運動皮質（ventral premotor cortex）被植入了電極，接著你就被丟到了喪屍肆虐的世界裡。當你漫步在看起來好像很安全的森林保留區裡時，在地上看見了一把斧頭，決定把它拿起來。就在你伸手摸到斧頭之前，我們從顯示你的大腦活動的電腦螢幕上會看到你的前運動皮質突然爆發一陣活動[1]。這沒什麼好驚訝的，因為你在第三章已經學過運動控制的機制。

你一拿起斧頭，轉過身，就注意到有一個高大的伐木工人喪屍

站在你身後。你毫無預期會看到他，所以你也毫無防備。你從來沒有被這種獨特的穿搭嚇到過：格子法蘭絨襯衫、牛仔吊帶褲、邋遢的鬍鬚，長在一張爛掉的臉上。事實上，你嚇到鬆開了手，手上的斧頭掉到地上，派不上用場了。

彷彿出自於前世身為伐木工人的習慣，這隻喪屍伸手拿起了落在它腳邊的斧頭。當他伸手的時候，我們看到你的大腦中，在幾秒鐘前**你自己**伸手拿斧頭時啟動的同一群的細胞突然活躍起來。這第二次的放電告訴我們，這些神經元就是鏡像神經元。畢竟你自己沒有在動作，因為你還是被嚇得無法動彈。

在這裡先暫停一下。現在你已經理解鏡像神經元實際運作的精髓了。好的，有些科學家主張這些神經元在維繫社交和人際互動中扮演了讓氣氛融洽的角色，因為鏡像神經元可能會將自我的內在呈現與對他人的觀感加以連結；本質上而言，他們主張這些神經元是連結和維繫自己與他人的大腦系統的一部份：同理心（移情作用）的大腦系統（見 Gallese 2001）。

這種主張的邏輯很簡單。當你在行動以及看別人行動時，鏡像神經元會針對相同的行為（例如伸手拿斧頭）放電，這必然反映出了該行動的概念。否則我要怎麼在從未打倒喪屍的經驗的情況下，理解這樣的經驗有多恐怖？因此，鏡像神經元會在大腦裡小聲地告訴我們揮舞斧頭、開車、逃離喪屍是怎麼一回事。

當然，鏡像神經元和情緒間的連結很薄弱。這就是相關性發現可能導致的問題的一個清楚例子。你不能就這樣斷定因果關係。有很多其他解釋能說明，為什麼在觀察與內化動作的概念毫無關係的

---

1 當然是我們舒舒服服地坐在戒備森嚴的實驗室裡的時候。

動作時，鏡像神經元也可能會放電。當外界變得溫暖，我們會穿少一些衣服。所以，我們說溫度和身上的衣物數量有負相關性。然而，這並不代表如果你在冬天脫得精光，天氣就會變溫暖。

同樣的推論問題也適用於理解鏡像神經元（事實上，這適用於很多 fMRI 和電流生理學記錄研究）。只因為這兩件事同時發生，不代表它們相關，更別說能提供同理心某些基礎概念的證據了。事實上，就目前所知，尚未顯示前運動皮質（通常與猴子的鏡像神經元有關的區域）受損的人類會有特別淡漠的行為。

所以更不用說，有很多其他科學家認為，說鏡像神經元就是同理心的由來實在是有點⋯⋯誇大其詞了[2]。

情緒神經理論的瓶頸

而看來我們對喪屍心智的研究好像碰到了瓶頸。神經科學還沒有準備好全面解釋感受或情緒這種複雜的東西。不是說做不到，我們已經接近了，但只是還沒走到那一步。

從人類文明出現曙光起，情緒就是作家、詩人、藝術家、音樂家的主題，也是影響力。愛是十四行詩的靈感來源，也是引發戰爭的原因；恐懼同時能催生英雄與惡棍。很多喪屍文化研究者都主張，對死亡、不確定性和社會動亂的恐懼，正是啟發了喪屍類型作品的謬思女神。

但是，科學家要怎麼衡量像情緒這樣無以名狀的東西呢？因為情緒本質上的主觀性，以及對於「情緒」的定義要取得科學上的共

識也相當困難，所以儘管研究了一百多年，針對情緒的神經科學研究依舊還在萌芽階段。

著名的現代心理學之父威廉・詹姆士（William James）在一八八四年寫下一篇奠定基礎的論文，改變了科學家對情緒的想像。他提出一項反直覺的假設，現在被稱為「威廉詹姆士之熊」（William James's Bear）：

常識會認為：我們碰到熊的時候會覺得害怕而逃跑。但這個主張的感知順序是有誤的，比較理性的敘述會是我們能「感知」到。會覺得害怕是因為我們在顫抖，並不是感知到「害怕」所以才會「顫抖」，上述例子正是想說明如此。要是沒有感知到遭遇「那隻熊」之後的人體反應，那所謂的選擇用逃跑應對，那就只是漠然無感，毫無情緒溫度，僅僅是形式上的認知而已。我們可能看見熊，判斷逃跑才是上策；或是因為受到羞辱，而認為抗爭是對的，但我們沒有真正<u>感覺</u>到害怕或憤怒。[James 1884, p. 190]

為什麼我們的身體會這樣反應？為什麼會覺得「害怕」？愛是什麼？換一種說法，就像那篇著名論文的題目提出的問題「情緒是什麼？」

要分析情緒，可以從看外顯的情緒表現開始：笑、哭、臉紅、顫抖等等。有趣的是，最早認真以大腦和情緒的生理表現之間關聯性為主題寫作的人是達爾文。他在一八七二年著文表示，他在火地島（Tierra del Fuego）看見一名不久前失去兄弟的原住民，交替地歇斯底里大哭，又發自內心地對讓他開心的事物大笑。歐洲各個文明國家哭泣的頻率也有所不同。英國人只會在強烈的悲痛時哭泣，一

2 如果你想進一步了解鏡像神經元實質作用的爭議，我們建議你可以參考伊藍・迪斯坦（Ilan Dinstein）對這項主題的精闢評論，文章題為： "Human cortex: Reflections of mirror neurons" (2008)。

109

般很少掉淚；但某些歐陸國家的人則更頻繁也自在地哭泣。[Darwin 1872, p. 155]

而「某些腦部疾病……特別容易引發哭泣。」

但是，用另一種方式來說明詹姆士的見解：人麼是因為悲傷而哭，或是因為哭而悲傷呢？

我們知道在某些少見的情況下，某些類型的心智失調或大腦病灶可能會導致「病理性的大笑或哭泣」（也被稱為**「假性延髓情緒」**（pseudobulbar affect）），特徵是可能會被某些相對來說良好的事物觸發無法控制的情緒爆發，而該情緒對於該情況可能會是，也甚至可能不會是「正確」的反應（例如對悲傷的事物發笑，或對有趣的事物哭泣）。而這類患者令人著迷的地方在於，他們通常知道自己的反應異於常人。

在這個例子中，情緒的展現與情緒的感覺聽起來是分離的。再加上假性延髓情緒的成因並不單一也不明確，一切又變得更複雜。

那麼，情緒化的人是在展現情緒嗎？

顯然這些都是未解的複雜科學議題，已經遠離了兩個熱愛喪屍電影的笨蛋神經科學家能回答的範圍了。與其試圖提出答案，我們想把這個問題擱著，讓它繼續懸而未決，並回到我們的喪屍話題[3]。

我們的假設是：喪屍對他人的感知會有所改變，他們會認同其他喪屍是團體的一份子，人類則是外人。我們會在第七章和第八章提到臉部感知時，講述更多關於這一點的細節。這種辨識喪屍同伴的能力，很有可能是由被過度強調的嗅覺以及費洛蒙系統所主導，活人的氣味會放大這種團體內／外的效果，導致對活人有過度誇張

的侵略性，考慮到在前一章講到的 HPA 軸和杏仁核失調的條件，情況又會**更強烈**。

最後雪上加霜的是，考慮到喪屍的鏡像神經系統可能受到破壞，喪屍這種對人類六親不認的侵略性又更嚴重了。如果假設這個系統在喪屍的腦中完全被破壞，那麼就會預期喪屍也認不得彼此。所以比較禁得起驗證的假設應該就會是鏡像神經元的回應特質產生了改變。

這麼一來，我們判斷如果能把電極貼到喪屍前額葉皮質的一個鏡像神經元上，很可能會觀察到這個神經元只有在喪屍採取動作時，或看到其他喪屍執行相同動作時會有反應，看到活人在採取該動作時則**不會**放電。不知怎麼著，鏡像神經元將不會再「鏡射」喪屍觀察到人類採取的行動。

因此，就像兩位筆者在《活人牲吃》（之後會在第八章開頭提這部片）和《陰屍路》中學到的，要是你想活下來，就模仿喪屍的行為，還得確保你沒有活人的氣味。喪屍就會覺得你是牠們的同伴，甚至可能會跟著你走進一個精心安排的陷阱。所以囉，透過了解喪屍各種異常的神經基礎，便可以開始建構起提升最高存活率的交戰守則了。

---

3 要闡述試圖用神經科學理解情緒有多麼複雜，已經超出了在本章所能做到的範圍。還好有很多對這個主題的知識遠超過我們的人撰寫的書籍和文章。想更了解這方面的論述，強烈推薦下列作者：LeDoux (2000), Davidson, Jackson, and Kalin (2007)，以及 Barrett et al. (2007)。

資料來源與延伸閱讀

Barrett, Lisa Feldman, et al. "The experience of emotion." Annual Review of Psychology 58 (2007):373–403.

Bielsky, Isadora F., and Larry J. Young. "Oxytocin, vasopressin, and social recognition in mammals." Peptides 25:9 (2004):1565–74.

Darwin, Charles R. The Expression of the Emotions in Man and Animals. London: John Murray. 1872 (1st edition).

Davidson, Richard J., Daren C. Jackson, and Ned H. Kalin. "Emotion, plasticity, context, and regulation: perspectives from affective neuroscience." Psychological Bulletin 126.6 (2000):890.

De Dreu, Carsten K. W., et al. "The neuropeptide oxytocin regulates parochial altruism in intergroup conflict among humans." Science 328 (2010):1408–11.

Dinstein, Ilan. "Human cortex: Reflections of mirror neurons."
Current Biology 18.20 (2008):R956–59.

Gallese, Vittorio. "The shared manifold hypothesis: From mirror neurons to empathy." Journal of Consciousness Studies 8 (2001):5–7.

Insel, Thomas R. "The challenge of translation in social neuroscience: a review of oxytocin, vasopressin, and affiliative behavior." Neuron 65:6 (2010):768–79.

James, William. "What is an emotion?" Mind 9 (1884):188–205.

Kosfeld, Michael, et al. "Oxytocin increases trust in humans."
Nature 435 (2005):673–76.

LeDoux, Joseph E. "Emotion circuits in the brain." Annual Review of Neuroscience 23 (2000):155–84.

Parvizi, Josef, et al. "Pathological laughter and crying: A link to the cerebellum." Brain 124.9 (2001):1708–19.

Porter, Jess, et al. "Mechanisms of scent-tracking in humans."
Nature Neuroscience 10.1 (2007):27–29.

Sanders, Robert. "Two nostrils better than one, researchers show." Press release, UC Berkeley News, Dec. 18, 2006, http://www.berkeley.edu/news/media/releases/2006/12/18_ scents.shtml.

Tobin, Vicky A., et al. "An intrinsic vasopressin system in the olfactory bulb is involved in social recognition." Nature 464 (2010):413–17.

Yeshurun, Yaara, et al. "The privileged brain representation of first olfactory associations." Current Biology 19.21 (2009):1869–74.

6

「求求你了，好好地對話吧，正如同我讀給你
們聽的那樣，從舌尖流暢地表達；若你們只是
如同二流演員般的讀稿，我還不如就找鎮上負
責宣讀訊息的報信者來唸就好了。」
——威廉·莎士比亞（William Shakespeare）
《哈姆雷特》（Hamlet）

　　當兩個文明人意見相左時，通常他們會溝通，試圖消除歧見。
在意識型態上的意見相左，很少會導致一方試圖把對方撕爛然後啃
掉他的脾臟。

　　至於喪屍呢，也很少會被稱為是一個文明的群體。

　　這邊想說的是：喪屍的溝通技巧並不特別出色。你不會想靠著
一張嘴活過喪屍浩劫。你無法說服那個在門外衝撞的爛屍體跟你簽
定和平條約，接受你的投降條件。喪屍跟你的溝通，最多就是追
著你的時候發出的呃呃呻吟聲或吼叫聲。有溝通意圖的聲音非常罕
見，《芝加哥打鬼》（1985）裡的著名喪屍塔曼看見下一個受害者
時喊出的「我要ㄋ……ㄠ……腦！」就是罕見的例子。

　　更難得的是突然聽見一串破碎的字，像是一樣在《芝加哥打鬼》

裡，沒死透的警察為了一票新鮮的受害者，對著對講機說：「派，更多，條子。」[1] 說不上是什麼文學大作。好吧，那根本算不上是對話。

但是說話是一回事，理解語言又是完全不同的事了。喪屍能理解語言嗎？想先問問你：你有看過喪屍在看書、雜誌，甚至是告示嗎？對，我們也沒有。而且這裡指的也不光只是書寫形式的語言。在《活死人之夜》（1968）裡，庫伯太太向變成活死人的女兒求情，但這隻可愛的小喪屍隨即把園藝用鏟子刺進她媽媽的胸膛。小凱倫甚至不認得她媽媽嘴裡傳出的聲音是語言，更別說對她的求情會有反應了。

所以不論是聽或說，強烈建議你不要浪費時間和喪屍對話。

你有聽到我（在尖叫）的聲音嗎？

語言和溝通非常的複雜。你想一下，看起來好像很簡單的溝通，其實需要具備多少條件才能發生。想想看下面的例子：

附近有人大喊：「有喪屍！」你聽到了，開始死命地奔跑。

這個溝通的小案例聽起來可能很簡單，但其實頗為複雜。我們來解析一下。首先，說話的人（尖叫者）必須要看見，並且辨識出附近有一具危險的死而復生者[2]。說話者的大腦必須以某種方式，將對活死人的視覺辨識結果，轉變成理解它所代表的危險。接著說話者必須有向你表達這項危險的欲望。那樣的表達以某種方式轉換成說話者的嘴巴、嘴唇、舌頭的運動，快速構成奇異的形狀，而同時

---

1 不過我們同意這比較不像溝通，而比較像是一個年長、受過良好訓練的警察喪屍出自完整的程序記憶的反射動作，在緊急情況中要求後援。這部分我們會在第十章討論。

2 如果他是個只是想惡作劇的混蛋那當然就都不管用了，不過我們假設這個情境中真的有一個喪屍存在。

使聲帶振動空氣。這些振動接著撞擊你的鼓膜，分解成不同部分，再由**你的**大腦重建成一連串的聲音，並且你能以某種方式辨識出那些聲音代表你面臨急迫性的危險。

而這一切都只需在打個噴嚏所需的時間內發生。

聽見，是理解口語溝通的關鍵部分，從說話者的話語振動的空氣一撞擊到你的鼓膜就開始。儘管有結構的語言是否僅限於人類會使用目前還有爭議，但倒是很多動物都**擁**有聽見的能力。但是這一切是怎麼運作的？

首先，當我們聽見某個東西，空氣的聲壓波會撞擊到**鼓膜**（tympanic membrane）。等等，不好意思，剛剛用了一個很艱澀的詞彙，如果你不是聲學或聽力學的專家可能不是很熟悉。所謂「**聲壓波**」（sound pressure wave），指的是耳朵聽到的氣壓隨著時間改變的形狀。鼓膜裡有一個稱為「**基底膜**」（basilar membrane）的構造，這片膜會以許多不同的頻率振動。基底膜有一端比較薄、比較硬，另一端比較寬、比較不那麼硬，所以當聲音進入你的耳朵時，基底膜會把聲音拆分成低頻、高頻，以及中間各種頻率，有點像是你能用音響把低頻的貝斯聲調大，但維持高頻的穩定。接著聲音會通過你的腦幹中數個不同的部分，接力傳遞，最後到達你的顳葉接近上方的位置，進入所謂**初級聽覺皮質**區域，這一區位在名為「**海希耳氏迴回**」（Heschl's gyrus）[3]的灰質小丘陵上。（之後會再多聊些初級聽覺皮質的事。）

到目前為止，提到了空氣中的振動如何轉換成小小的神經元訊號，將聲音拆分成不同的頻率。在進入新皮質的路上，這種聲音的

神經元呈現會經過一系列的小小接力站。這些接力站會進行很多重要的處理聲音工作。舉例來說，有一組接力站會計算聲音抵達一耳及另一耳之間的時間差。為什麼知道這個很重要？這是因為可以藉此在空間中定位聲音，如果一個聲音先到達左耳，千分之一秒後再到達右耳，就代表音源比較靠近你的左邊而不是右邊。人類的耳朵和大腦在處理聽覺資訊的時間特性方面驚人地精準和一致，實際上甚至準確到醫生能靠著這種敏感度的細微變化，以檢測聽力是否健康。

但是儘管人類能在空間中定位聲音來源的能力不差，卻遠比不上哺乳類的遠親，以獨特的飛行能力而聲名大噪的那種哺乳類物種：蝙蝠！

大家都知道蝙蝠住在洞穴裡，在夜晚覓食。這代表牠們要「看見」周遭環境，這邊有兩條路走：（一）發展出科幻系列電影《終極戰士》（Predator）裡的外星人的冷熱視覺能力，或（二）乾脆放棄使用視覺，讓另一項感官形式有大幅躍進，能在黑暗中運作自如。看起來演化偏好後者勝過前者（至少對蝙蝠來說是這樣；另一方面，蛇類就似乎發展出了外星人的熱感應視覺能力）。事實上，經過長時間的磨練，蝙蝠的聽覺已經強到能在地底洞穴的複雜迷宮中快速辨別方位飛行的程度。牠們只需要靠聲音，其他什麼都不需要，就能狩獵到只有幾公釐大小的昆蟲。這個過程被稱為**「回聲定位法」**（echolocation）。

儘管現在大部分的小學生都知道蝙蝠是利用聲音辨別方位，但過去並不是這麼清楚這件事。是科學才讓我們知道蝙蝠是怎麼做到

3　以首位描述這個部位的人而命名，理查·拉迪勒斯·海希耳（Richard Ladislaus Heschl，1824–1881），不要跟《陰屍路》裡的獨腳農夫赫謝爾（Hershel）搞混了。

的。

在一九三〇年代末到四〇年代初，神經科學家羅伯特・高南波（Robert Galambos）與唐諾・葛里芬（Donald Griffin）合作，進行了一系列著名的研究，證明蝙蝠是使用回聲定位法辨別方位。高南波和葛里芬特別想要測試認為蝙蝠靠聲音狩獵的傳統智慧，於是他們用一個非常簡單的實驗做開頭（Griffin and Galambos 1941）。他們建立了一個障礙房，從地板上拉了許多線固定在天花板。之後用樹脂暫時蒙住蝙蝠的眼睛，再放進房間裡，藉此觀察牠們避開這些線繩障礙物的能力。一如預期，這些蝙蝠能夠順利避開房間裡的障礙物，確認了蝙蝠不需要視覺就能在環境裡行動。這只能有另一個結論：蝙蝠必然以某種方式使用其他感官避開這些障礙物。

在蒙眼測試後，高南波和葛里芬決定繼續測試另一種感官形式。測試觸覺好像不是個合理的選擇。蝙蝠移動得太迅速，不可能只靠觸覺就能判斷障礙物在哪裡。等牠們碰觸到房間裡的繩線時就太慢了，更會讓牠們被困住。先前也已經提過，利用嗅覺在環境裡找到東西或許會有點用（第五章）。但相同的是，嗅聞也需要時間，且似乎是最適合用來追蹤物體而不是判斷方位。因為過去的實驗已經顯示，耳朵被塞住的蝙蝠在飛行時避開障礙也會有問題，所以高南波和葛里芬決定要測試牠們的聽覺。這次的成績就沒那麼好了。這些聾了的蝙蝠撞上了好幾條線，彷彿牠們「看不見」一樣。

這樣的發現重複了先前實驗的結果，顯示聾了的蝙蝠在空間中辨別方位的能力受損。但是高南波和葛里芬想知道，蝙蝠的聽覺到底是**怎麼**幫助牠們辨別方位的。在高南波和葛里芬進行這些實驗

的一九三〇年代時，人已經會使用聲音探查無法看見的環境幾十年了。在二十世紀初期，造船工程師路易斯・尼克森（Lewis Nixon）發明出一個裝置，用於幫助船長在穿越北大西洋寒冷海域時發現冰山。尼克森的裝置會散發出單一脈衝的聲音，傳送到船艦周圍的空氣中。這個裝置的另外一個部分（接收器）會接收所有傳回船艦、且與傳出的聲音相同頻率的回音。透過三角測量聲音傳回的位置，以及傳回的時間，尼克森的裝置就能回報水中大型物體的大致位置和距離。這就是聲納技術的誕生，革新我們探索海面上下世界的能力。

但是蝙蝠使用聲納的方式，和船艦與潛水艇一樣嗎？就好比潛水艇的聲納，必須要有發送聲音的源頭，才能聽見在世界裡出現的回音。為了測試這一點，高南波和葛里芬回到了繪圖板前，思考出他們覺得蝙蝠最有可能發出聲音的地方：聲帶。在後續的實驗裡，他們不再讓蝙蝠蒙眼或塞住耳朵，而是在牠們的嘴上放了一個小塞子。他們新實驗的結果，和先前的耳塞實驗幾乎毫無差別：這些聾了的蝙蝠飛得很不順，撞上了好幾條線，彷彿牠們「看不見」一樣。

這裡要先講清楚，這些實驗結果顯示，發聲和聽覺都是蝙蝠導航所**必要**的；然而並未證明蝙蝠是利用聲音在導航。幾年前，葛里芬和哈佛物理學家皮爾斯（G.W. Pierce）發表了一篇論文（Pierce and Griffin 1938），證明蝙蝠會發出人類聽不見的高頻叫聲，他們利用皮爾斯發明的一種能產生並記錄高頻聲音的新機器，顯示蝙蝠會使用類似聲納的導航。儘管在這之前人類已經能製造超音波，但記錄下和修正超音波到讓人類能聽見的程度，可不是件簡單的小

事。利用這種發出超音波的裝置，高南波和葛里芬開始要肯定地證實蝙蝠是利用回聲定位法四處移動。他們在蝙蝠飛行時在房間裡播放高頻的聲音，而這種聲音一出現，這些動物隨即失去**所有**導航的能力。甚至當蝙蝠沒有受到任何阻礙，沒有被蒙住眼、塞住嘴、掩住耳的時候，牠們似乎還是無法看見那些線繩[4]。

但蝙蝠只是蝙蝠。當然，如果我們說的是大名鼎鼎的吸血蝙蝠，那這項資訊就挺有關係的了。為什麼我們要在關於人類和喪屍的本書提起蝙蝠？

這個嘛，一般認為回聲定位是超人的特質（想想漫畫裡的超級英雄夜魔俠（Daredevil）），但是原來在某些罕見的情況下，**人**也能有效地以回聲定位。舉例來說，曾有報導表示，班·昂德伍（Ben Underwood）這位眼盲的男孩能用自己發出的彈舌聲，以回聲定位的方式輕鬆找到方向，甚至能這樣溜滑板。根據 CBS 新聞在二〇〇六年的報導，昂德伍在快滿三歲時因為癌症而失明，他六歲的時候發現自己能用彈舌的聲音了解房間裡的配置，像是有了一張地圖一樣；他十四歲受訪的時候，就能在橄欖球比賽裡以五比二的成績打敗 CBS 新聞記者約翰·布萊斯東（John Blackstone）！

另一個報導中，一名眼盲的年輕人光靠聲音就能打電動。泰瑞·葛瑞特（Terry Garrett）在十歲的時候失明，他用自己在玩的電玩裡的聲音就能指揮自己。《連線》（Wired）雜誌的採訪表示，葛瑞特「拼湊這些聲音，在心裡看見遊戲的畫面配置。」

這怎麼可能？一個人怎麼能在看不見的情況下，在心裡建構一個空間的地圖？一個假設是，視覺受損的人的大腦會改造未被使用

到的視覺區，用以處理來自其他感官的資訊。這在後面的章節會指出，大腦有很大一部份是專門用以處理視覺輸入的。視覺專用的灰質比其他感官更多。所以如果失去了對視覺系統的輸入，大腦還是不想浪費這麼龐大的運算能力也是很合理的。

一九九〇年代發表的一系列研究顯示，當失明的受試者透過點字這種書寫的**觸覺**系統閱讀時，他們其實使用的是大腦中的視覺區。舉例來說，一九九六年，國家衛生研究院（National Institutes of Health；NIH）由定藤規弘（Norihiro Sadato）帶領研究人員利用正子放射造影（positron emission tomography；PET）技術測量眼盲的受試者用指尖閱讀點字時流入大腦不同部位的血流變化。PET 是一種間接觀察大腦活動的方式，會測量在神經元大量放電後需要更多氧氣和糖類時的血流變化。定藤和同僚發現，閱讀點字時的盲人受試者流向初級視覺皮質的血流會增加。但當盲人受試者觸摸隨機、非點字紋理的圖像時，視覺皮質不會出現活動。

當然，如先前所提的，功能性腦部造影研究的設計主要就是相關性。定藤和同僚只能顯示當盲人受試者閱讀點字**時**，大腦的視覺區會同時發生活動，但這不一定代表盲人**需要**視覺皮質才能閱讀。

---

4 順帶一提，我們相當推薦進一步閱讀高南波的研究生涯相關資料，因為他是一個非常有趣的人（舉例來說，在《神經科學自傳歷史集》（The History of Neuroscience in Autobiography）裡他的自傳那一章）。 在他的自傳裡，他說了一個他在一九四二年為了回應珍珠港事件所進行的研究計畫的故事，高南波以及聽覺研究者哈洛威爾（哈爾）・戴維斯（Hallowell "Hal" Davi）被要求「找出什麼樣的聲音傷害一個人或使他失能，程度又有多嚴重」（p. 191）：
在一九四二年的夏天，哈爾派我們兩個人去伍茲荷（Woods Hole），研究水底爆炸對耳朵會不會造成傷害。有些物理學家會在那裡的港口引爆炸彈，我們應該要在那時候跳進水裡讓水淹過頭。我們耗費了幾個美麗的夏日輪流從海洋研究所（Oceanographic Institute）的碼頭跳下去。這項計畫要求我們比對前後的聽力記錄單，我們從大約在五十英尺引爆的雷管開始。我們接近爆炸點的距離近到我們可能會被砲彈碎片弄傷的程度，但事後依舊沒有偵測到聽力損傷，所以我們開始在即將爆炸的訊號出現時，就直接跳進水裡。他們提供我們從感應器取得的壓力資料，我印象真的很深刻的是震波讓我的身體都覺得受到擠壓了，但我們兩人卻都沒有記錄到聽力受損的情況。

一年後，同在 NIH 工作的李奧納多·柯漢（Leonardo Cohen）帶領團隊測試盲人初級視覺皮質區和點字閱讀間的因果關聯性，方法是暫時中斷初級視覺皮質區的活動。為了做到這一點，柯漢與團隊應用了一種（安全的）腦部刺激，稱為跨顱磁刺激（transcranial magnetic stimulation；TMS），原理是利用快速改變的磁場來干擾大腦的活動。要是你曾經在指甲上快速來回移動磁鐵，你會發現指甲裡會形成一道電流（當然，你必需要利用電壓計才能測量並看見這道電流）。這就是 TMS 的基本原理。透過用磁場重複刺激大腦的一個小區域，TMS 基本上可以讓下方的神經元短暫麻木，讓研究人員看見如果這一小塊皮質停工了，對行為會造成什麼影響。基本上，你可以把這想成讓大腦被局部喝醉一樣。透過 TMS，柯漢與同僚發現在刺激初級視覺皮質後，觸覺感知的敏感度會降低，但只有盲人受試者身上會有這種情況，非盲人的對照組身上沒有這樣的效果。因此，柯漢與團隊利用 TMS 為盲人的大腦視覺區和大腦觸覺區之間提供了因果關聯性。

綜合這些關於盲人閱讀點字的研究可以知道，這是顯示人類大腦的驚人的適應性，或說是**可塑性**的案例。大腦一般進行某種處理的區域（例如視覺）如果不再使用於原本的功能，就會被其他更重要的處理過程（例如觸覺）接收。

到目前為止，這些例子都暗示盲人的視覺皮質裡可能重新改造為觸覺感知。那麼，有沒有證據能證明聲音也能使視覺皮質改變呢？如果有，那麼有沒有證據顯示這樣的改造可能對人類的回聲定位有所幫助，就像蝙蝠那樣？

一個簡短而且驚人的答案是：有的！

原來有一小部分的盲人，真的具有回聲定位的能力。就像前面提到的昂德伍先生，這些「回聲定位者」會用嘴巴發出聲音，再聽回音來找到方向。只要注意回音，他們就能辨識周遭環境中物體的位置。事實上，他們能熟練到用這項能力在室內自由行動，甚至在街頭行走。要是你在喪屍浩劫失明了，這或許是個挺好用的能力。

幾年前，神經科學家梅爾文‧古德爾（Melvyn Goodale）帶領一群研究者進行幾項實驗，看看兩名眼盲的回聲定位者能夠多準確地定位環境中的物品（見 Thaler et al. 2011）。這些實驗很簡單但是很巧妙。古德爾和同僚將一樣物品，例如方塊或是建築工人的安全帽，放在一個沒有其他物品的隔音房間內。他們要求每個人站在房間裡，告訴研究人員物體在他們的左邊或右邊。在某些組別裡，物體只有稍偏右或稍偏左，另外一些組別則是放在非常靠左或非常靠右的位置。

透過改變物體靠左或靠右的程度，研究人員就能評估兩位眼盲回聲定位者的定位能力有多準確、多敏銳。如果回聲定位者只是隨機猜測，那麼他們的正確度不會超過百分之五十。然而，如果這些人**真的**能用聲音來定位物體，那麼他們對物體位置多靠左或多靠右的答案，應該要有接近百分之百的準確度，而在物體幾乎就擺在他們面前，只有些微偏右或偏左時，準確度只會有百分之五十。

結果這兩位受試者用彈舌聲定位這些物體的能力**真他媽的爆強**。

事實上，盲人不只很能定位固定的物體，一旦物體移動了，他

們還能偵測到物體移動的方向。如果實驗人員在受試者彈舌時移動了目標物移動，這些回聲定位者能判斷這東西是往右移了還是往左移。所以就像蝙蝠（或是夜魔俠）一樣，這些人類學會利用聲音辨識周遭環境中的物體。但是這些行為上的發現，不一定代表大腦是被改造了才能執行回聲定位。

為了瞭解這些回聲定位者是不是真的改造了他們的大腦，古德爾和同僚羅爾・塞勒（Lore Thaler）和史戴芬・阿諾特（Stephen Arnott）再進一步進行實驗。他們將小型麥克風放在回聲定位者受試者的左右耳，藉此記錄下盲人進行這些測驗時聽見的聲音。為了知道這些受試者在進行回聲定位時，大腦發生了什麼事，研究人員對受試者回放這些聲音，同時利用 fMRI 測量因為神經活動增加而造成的血氧濃度改變。當眼盲的回聲定位者聽見這些彈舌聲以及從物體上回彈的回音時，他們的大腦視覺區顯示這些聲音會引起這區的回應。

他們的視覺皮質不只會對聲音有反應，反應的方式也和參與者「視覺化」空間中的物體，也就是在心眼中看見物體的反應一致。這代表，在聽見來自位於空間中左側物體的回聲錄音時，受試者右側視覺皮質的反應會比聽見右側物體回聲的錄音時大，反之亦然：這和具備視覺能力的人明顯的視覺皮質反應模式相同。

但是，關鍵的部分來了：在沒有回聲定位能力人的大腦視覺區域裡，卻沒有出現對聲音的這種反應。

古德爾和同僚的發現讓我們得知，回聲定位者獲得了一項獨有的能力，可以用聲音在環境中找到方向。要是你跟我一邊聽回聲定

位法的彈舌聲和回聲，一邊接受 MRI 掃瞄，我們的視覺皮質對這些聲音很可能不會顯示強烈的反應。雖然這邊應該要先說明，這兩位受試者都不是天生的盲人，一位是在十三個月大時失明，另一位則是在青少年時期失明。而這暗示了就算是聽力相對較不敏感的人類，也有可能獲得回聲定位的能力。就像人類會飛的哺乳類同伴（或是，再提一次，夜魔俠！）一樣，只是蝙蝠是天生就能回聲定位，人類得要訓練很多年才有辦法。

　　要是有些人類能藉由微弱的回聲「看見」周遭的物體，那麼人類的聽覺一開始到底有多敏銳？為了回答這個問題，可以來看高南波的研究。除了描述蝙蝠如何進行回聲定位的特性，高南波也發展出一個以生理學為基礎，而且不可能作弊的簡單聽覺測試。他在和美國軍方簽約，要準確測試士兵聽覺能力的期間進行這項實驗。這項測試使用腦電圖（electroencephalography；EEG）偵測腦幹中將資訊接力傳遞到初級聽覺皮質不同位置神經元的電流活動。EEG 是一種簡單的大腦造影工具，透過一組放在頭皮上的電極，在神經元放電時捕捉微弱的電流活動。

　　這項由高南波發展的測試（被稱為腦幹聽覺誘發電位，簡稱 BAEP），可以很簡單快速地利用一個放在頭頂的 EEG 記錄電極來做到。事實上，這項測試因為又快又簡單，所以從一九八〇年代開始，美國大部分的醫院都用它來測試新生兒的聽覺系統健康。當時每天都會進行這項測試數千次，如果你是三十年前左右出生的，很有可能醫生在你還是嬰兒時就記錄過你的 EEG，明確地說，是用這種方法檢測你的聽力。

好的，這項測試讓我們對人類的聽力有什麼了解？嗯，它證明了人類天生處理聲音的能力，遠比自己想像得要強大。事實上，多數人普遍認為人類大部分的感官都不是特別強：看得沒有老鷹遠，聽力不如蝙蝠，嗅覺也比不上狗。或者至少自己是這麼以為的。

可是事實上，人類的感官知覺挺厲害的。舉例來說，就算只有**兩個光子**進入視線內，我們都能察覺。兩個！就只是一加一喔。別忘了，一個光子是以光速在移動（這就是光速的定義），而且根本不算有任何質量。這代表人的眼睛非常敏感，在理想的狀態下，一個健康的人類是能從約四十八公里外看見一盞燭光的。為了讓你更有概念，這就像是能從康乃迪克州的斯坦福（Stamford）看見在時代廣場上的一根蠟燭燭光；或是從納帕山谷看到燭台公園（Candlestick Park）裡的一根蠟燭；這段距離，是英法間英吉利海峽寬度的一半，是從海平面到大氣中平流層的距離，或是大概五座聖母峰疊起來的高度。

同樣的，我們的聽力也很強，或至少能說是很不賴的「傾聽者」。研究顯示，我們聽覺的門檻值可能相當接近大氣分子的布朗運動（Brownian motion）。

「暫停一下！」你可能大喊了一聲。「『布朗運動？』你腦袋有什麼毛病，居然到了這個時候還在一本神經科學的書裡丟出一個物理名詞？那到底是什麼東西？」這個嘛，我們不要太深入細節，這裡的意思就是我們**幾乎**能聽見原子的隨機運動。儘管你不能像看見幾個光子那樣聽見單一的原子，但你能差不多聽見一群原子撞擊你的鼓膜的活動的聲音。

停下來想一想。一顆燈泡每秒大約能散發出一〇〇〇〇〇〇〇〇〇〇〇〇〇〇〇〇〇〇〇個光子，而空氣中有大約一〇〇〇〇〇〇〇〇〇〇〇〇〇〇〇〇〇〇〇〇〇〇個（或一千倍）個原子在我們的鼓膜附近，以每小時一千英里的速度移動。這些資訊每天每分每秒都進入我們的感官。

那為什麼我們不會一直被來自周遭世界的龐大感官資訊給淹沒呢？首先，我們的感官能很快地適應。意思是眼睛、鼓膜和其他的五官能自我調整，過濾很多資訊，不會讓所有資訊都進入大腦。另外一個要素是注意力，這會在第七章和第十章更詳細討論。注意力需要一些認知功能來運作，有些屬於較高等級的處理，而我們認為在喪屍的大腦中這類處理能力是受損的。透過感覺器官自我微調以及過濾注意力，我們最後其實只會感知到如海嘯般轟炸我們感官的大量資訊中的一小部分而已。

而這種過濾有很大一部份來自於大腦較高等級的處理過程。在這本書裡一直要證明在喪屍的大腦裡，這些區域很多都受損了。也就是說，儘管喪屍的**聽力**或許很完好，但牠們有可能無法輕易地在吵雜的環境中專注牠們的注意力。這可是很有用，因為我們人類在需要的時候，專注注意力的能力會特別驚人（不管我們以為自己多容易分心）。要在喪屍浩劫裡生存下來，這點可能很有幫助。

聽力和聽見的差別

好，講了很多聽力的事，但是這一章的主題是語言。所以你聽

到話語之後，會發生什麼事？

為了回答這個問題，讓我們回到《芝加哥打鬼》裡的好朋友塔曼。當他從藏身的黑暗地下室裡朝被困住的你衝過來時，他腐爛的聲帶發出了單調的喉音：「ㄋ……ㄠ……腦……」

來自他肺部的空氣以及聲帶振動的力量，擾動了空氣中數兆的原子，造成壓力波，最終被你的耳朵捕捉到。你現在知道你的耳朵是怎麼處理這每秒數兆個原子的振盪壓（oscillating pressure），轉換成神經脈衝，從腦幹傳送到你的初級聽覺皮質，抵達旅程終點。但是你怎麼知道這個行走的腐爛屍體想把你美味的灰質吃掉呢？

來討論一下，當來自耳朵的神經脈衝傳遞代表塔曼的要求的聲音時，新皮質會發生什麼事。你的初級聽覺皮質透過重現你的鼓膜「聽到」原子質量的改變，也就是不同頻帶（frequency band），呈現你周遭的聽覺世界。

上面說的「頻帶」是什麼意思呢？想想叫聲尖銳的松鼠，就像很煩人的火災警報或是受驚嚇的豬。這些聲音是所謂的高頻率，也就是說每秒的聲壓波有很多高峰。和警報聲、豬叫聲相比，低底盤跑車發出的重低音音樂，或是從遠方傳來的隆隆爆炸聲就很不一樣，它們是比較深、比較低的頻率，也就是每秒聲壓波的高峰很少。

你的聽覺皮質裡有很多不同的神經元，各自對於耳朵聽見的不同頻率聲音反應特別靈敏。有些神經元「喜歡」高頻的唧唧聲和吱吱聲（對它有反應），有這種聲音時它們就會放電。其他神經元則「喜歡」低音、爆炸聲之類的低頻聲。重點是，在初級聽覺皮質裡，對於相似頻率聲音有反應的神經元，會逐漸調整位置到在彼此旁

邊。如同前面提到的,這個區域就在顳葉的上部,幾乎從前面延伸到後面。對低頻聲有反應的神經元位在聽覺皮質的前面部位,對高頻聲有反應的神經元則在後方。

初級聽覺皮質的上游區域,也就是那些會聽聽覺皮質神經元放電的區域,會把這個區域的共同活動聚集在一起,才能開始重建耳朵聽見的這個世界。這些專注聆聽聽覺皮質的區域的其中之一,就貼在聽覺皮質旁邊,會同時覆蓋、包圍顳葉和頂葉。更明確地說,這個區域位在顳頂交界區(temporal-parietal junction)以及左半腦一部份的上顳葉回(大部分人是這樣),最為人所知的,可能是它的經典名稱:**威尼克(氏)區**(Wernicke's area)。這個區域是理解語言過程的第一步。威尼克區是以神經學家卡爾·威尼克(Carl Wernicke)命名,他是第一個描述顳頂交界區受損的人會產生哪些特殊的語言困難的人。威尼克是失語症學家(aphasiologist),他的專業就是描述理解或製造語言能力的損傷,**失語症**(aphasia,字源是希臘文 aphatos,「無語」的意思)就是和語言有關的困難。威尼克的成就獲得許多盛讚,其中之一是:他是第一個對於大腦如何進行語言處理提出了簡潔明確的假設的理論神經科學家。當然,就像所有神經科學的理論模型一樣,他的假設最終被證明是錯誤的,而且以這個例子來說,還是威尼克本人自己證明的。

他描述了一種形式非常特殊的感官失語症,來自於在顳頂葉交界區附近,就在你的左耳後上方的一個區域的損傷。威尼克注意到,這個區域受損的患者在理解語言方面有困難,但似乎能輕鬆產出話語,但沒有條理。這些人還是能說話,但是他們的話語聽起來不怎

麼合理。現在這種症狀被稱為「流暢失語症」（fluent aphasia），但有時候也會用傳統的「威尼克失語症」的名字來稱呼。

記得，威尼克區就在初級聽覺皮質的旁邊。這個位置並不是隨機的。事實上，大腦裡所有的構造看來都不是純粹巧合。記得第一章說過，大腦的後方是專門處理視覺資訊的區域。整個枕葉和頂葉與顳葉的後半部都是專門處理視覺資訊的。現在重新思考威尼克區的位置，很容易就能明白這些神經元為什麼會變成專門理解語言：它們的位置非常完美，能同時接收聽覺和視覺資訊，這些是理解口語或書寫語言所必要的。事實上，不論是口語或書面語言，流暢失語症（也被稱為「接受性失語症」）的患者都有理解的困難。例如這個病症的經典患者，約翰・菲特（Johann Voit）。菲特是一位德國的釀酒者，在一八八三年十一月十四日從樓梯上摔下來，左側的頭受了重傷。他被送到當地的醫院時，顯示為無法回答診治他的醫生提出的任何問題，因為他無法理解醫生在說什麼。菲特對噪音和聲音的反應，讓診治的醫生知道他的聽覺完好，所以他無法回應口語指令的狀況，被認為是這次摔傷讓他只有辨識語言的能力不知怎麼受損了。

隨著菲特康復，他恢復了一些語言能力，但並不是全部。而且他特別表現出失去了理解字詞意義的能力。他能說出面前物體的名稱，但無法想起如何使用它們。例如如果給他一把梳子，他能說出這是什麼東西，但無法確定怎麼使用它。如果他看到一堆字詞（例如「貓、一隻、黑、椅子、跳、那張、上去」），也不能把這些字詞排列成一個完整的句子（「一隻黑貓跳上去那張椅子」）。如果

要他說出樹葉的顏色,他就得走出去,或找到窗戶,實際看見在樹上的葉子,才能夠回答出「綠色」[5]這個詞。所以,雖然菲特能完美地說話,但是他理解語言的能力嚴重受損。

菲特先生的症狀,就和許多威尼克早期的患者一樣,表現出了一個關鍵:理解語言意義的能力和產出語言本身的能力,兩者是互相獨立的。理解語言的處理程序,是由一組位在聽覺皮質後方和視覺皮質前方的神經元所調節,所以當你聽見喪屍塔曼低吼著想要你的腦時,你可以感謝在威尼克區的這些神經元解釋了你的聽覺皮質的活動,告訴你它是什麼意思,讓你能趁早逃命。

病患代號──「沒路用!」

來面對現實吧,喪屍並不是最好的聆聽者。不論你叫它「停」多少次,或是問它「強尼,你記得我嗎?我是你的姊姊啊!」牠們根本沒有在聽。但是牠們不只是不好好聽人說話,連說話也都說不好。在《芝加哥打鬼》裡「派,更多,條子」的要求,已經是喪屍界的莎士比亞大作了,而且是在活死人身上難得一見的能力。活死人會說出這種話語相當稀有,此外,這隻喪屍做出請求的**方式**(或是塔曼要求你的「ㄋ……ㄠ……腦」的方式)也有一個地方特別值得注意。

這種片段的說話方式,讓人想起一種被稱為「**電報式語彙**」(telegraphia)的行為。這種症狀的名稱來自電報的概念。在十九世紀到二十世紀初期,電話出現之前,長途通訊使用的都是一種稱為

電報的儀器。電報內容會沿著長達數英里的電線，以一系列短或長的嗶嗶聲傳送。因為編碼是一個字母一個字母打出來的，而且發信人是依字母付費，所以這是相當耗時而且昂貴的通訊形式。你不會想使用浮誇華麗的字眼，因為那樣要花比較多錢。你只想直接說重點。

電報式語彙也是一樣，很難說出字詞的人會選擇只說句子中的重點字，跳過定冠詞、形容詞、副詞。以神經學來說，電報式語彙是稱為「表達性失語症」（expressive aphasia），或較正式的名稱，「**布洛卡失語症**」（Broca's aphasia）的一種特定神經失調的症狀。

布洛卡失語症顯然不同於威尼克失語症，但兩者關係相當密切。對於神經學上健康（而且沒有死掉）的人來說，說話是一種雙向道，同時需要理解語言和產出語言。前頭已經討論過聽覺是多麼驚人地複雜，在第三章裡也學到運動動作背後牽涉到的神經元運算究竟是多麼困難。你可以把產出話語想成一種特別困難的運動形式。為了能說話，我們的大腦必需精細地協調嘴唇、臉部、喉嚨、舌頭的大量小肌肉，而且要快速且非常精準地移動它們。

這些運動動作是由太陽穴正後方的前額皮質區所負責協調，這一區以法國神經學家保羅‧皮耶‧布洛卡（Paul Pierre Broca）而命名。布洛卡之所以享有讓這塊神經元土地以他為名的殊榮，是因為他對於這個區域功能的研究具有開創性的深遠影響。布洛卡在一八六一年碰到萊柏赫涅（Leborgne）這位患者，他無法清楚說出任何字詞，只能發出無意義的「唐」（tan）[6]的聲音。因此，在第一份描述他症狀的醫學論文裡，他只被稱為「病患‐小唐」（Patient Tan）。在

小唐過世後，布洛卡發現他的大腦某個區域有損傷，而這一區現在就以布洛卡為名。

　　布洛卡區在新皮質的位置非常重要。布洛卡區非常接近運動皮質（見第三章）控制臉部、嘴巴和舌頭肌肉的部分。你知道，就是你說話需要的那些肌肉。一般認為，這個區域是高度特化的運動規劃區，協助產生說話所必需的嘴部運動。

　　也許因為理解語言對於產出語言來說是關鍵，所以布洛卡區和威尼克區被稱為**「弓狀束」**（arcuate fasciculus）的密集神經纖維束連結在一起。我們用一個類比來讓你更了解這個系統。有兩座城市，各自生產汽車專用的不同零件。為了要製造一輛車，這兩座城市必須把他們生產的零件出貨到彼此的城市（以及其他城市），但是最終所有汽車都只會從鄰近的一座城市出貨。以語言來說，布洛卡區和威尼克區不是要製造汽車，而是共同合作產生語言，而所有的語言最終都會從布洛卡區，經由嘴巴和聲帶出貨到世界各地。弓狀束則是連接這兩座「城市」的高速公路。

　　語言的出口市場有三種可能的受損情況。製造端可能會被破壞（流暢性或威尼克失語症）、配送端可能出問題（表達性或布洛卡失語症），或是製造端與配送端之間的交通出了狀況。最後這種損傷被稱為**「傳導性失語症」**（conduction aphasia），會在公路本身（弓狀束）受損，或是在布洛卡或威尼克區的閘道被關閉時發生。傳導性失語症的患者其實能充分理解語言，甚至能頗為流暢地說話，但是如果要重複別人對他們說的話，就會出現問題。他們可能會省略字詞中的一些聲音，說出沒意義的字詞，或是以不合文法的方式重

---

6 歷史小註：唐其實還能說很多其他的字詞，只是都是粗鄙的髒話。顯然法國神經學會對於把他命名為「病患-沒路用」這個想法不是很滿意。

新排列某些字詞。舉例來說,如果要他們重複「那些喪屍來了」這句話,傳導性失語症患者可能會說「薩些囊屍來了」或是「那些浪屍塞了」。學界認為會發生這種奇怪的說話方式,是因為在重複語詞時,布洛卡區和威尼克區需要持續地來回溝通,所以當溝通失靈,資訊就無法在正確的時間獲得處理,導致字詞的組成被打亂。

好,這個語言迴路最後一個有意思的特徵是,大約百分之九十五的右撇子女性以及百分之九十九的右撇子男性的語言功能會側化在左半腦。而很大部分的左撇子的語言功能主要也位在左半腦,但只有百分之三十三左右的左撇子的語言是由右半腦所主導。所以我們說語言是**側化**在左半腦,就代表大部分的這類功能都是由左半腦的區域所驅動。事實上,語言是大腦中側化最明確的功能。然而,研究顯示,布洛卡區受損但後來恢復一些語言能力的人,通常是利用了完整、未受損的右半腦,很像失明者改造視覺皮質,協助他們閱讀點字那樣。

通常,你的語言能力位在哪一側的腦並不重要,但是如果你需要動手術移除腦瘤,那麼這個事實突然變得非常重要。外科醫生在切除腦瘤時,希望把切割到健康的布洛卡區的可能性降到最低,所以他們必須知道你是左腦還是右腦主導語言。為了確定答案,他們會進行**瓦達測試**(Wada test),以神經學家和田淳(Juhn Atsushi Wada)命名。簡單來說,這項測試的結果還滿能肯定知道你的腦的哪一側負責控制語言的處理。

在瓦達測試裡(Wada 1949),醫生基本上是從頸動脈注射巴比妥酸鹽(barbiturate)讓一半的腦睡著,效果等同於酒精。頸動脈會

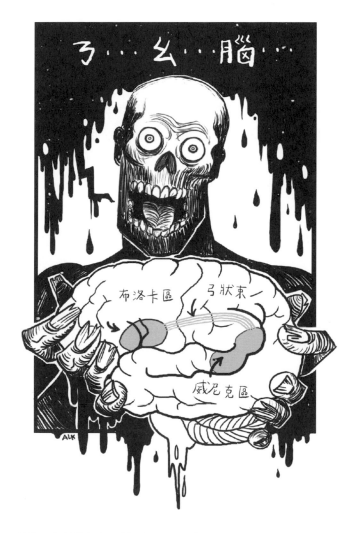

圖 6.1 就像很多其他行為一樣，語言需要大腦各區域組成的網路達成協調才能適當運作。在語言方面的要角有前額葉的布洛卡區以及在顳葉的威尼克區。這兩個區域由名為「弓狀束」的大束軸突所連接。大部分的人的布洛卡區與威尼克區的語言功能位於左半腦的部分會比右半腦多。

把含氧的血液從心臟帶往腦的一側：左頸動脈供應左半腦，右頸動脈供應右半腦。如果醫生在通往左半腦的頸動脈注射巴比妥酸鹽，然後你是左半腦主導語言的人，那麼你就會覺得有點怪怪的，然後語言能力出了一點問題。但是如果他們注射通往右半腦的頸動脈，那麼你還是會有點怪怪的，但是你的語言能力不會有問題。就像是你讓左半腦喝醉了，但右半腦還是保持清醒。

就像前面說過的，還滿有準確性。

姑且先不論瓦達測試對活死人到底有沒有必要性這個問題，來看看喪屍的腦到底有什麼不一樣。

在本章的開頭就說過，很明顯的，喪屍語言能力不是特別好。就算是在《芝加哥打鬼》裡的塔曼和它的警察同胞這種說話流利的喪屍，也不能像他們的戰鬥對手那樣朗讀詩歌或是協商和平條約[7]。所以我們回到語言迴路，看看我們能怎麼分析喪屍的行為。

首先，顯然喪屍能聽得見。事實上，儘管喪屍完整的語言能力受損了，牠們確實會使用聲音彼此溝通。在布魯克斯的《末日之戰》（2006）一書中，喪屍會用呻吟聲發召集喪屍群聚。只要一個活死人發出呻吟，就能讓數英里外的喪屍前來。就像書中角色克莉絲緹娜・艾利波莉絲（Christina Eliopolis）的故事：

因為喪屍們出不來，只要我不讓牠們接近開放的窗戶來抓到我，唯一要注意的只有我在路上經過了多少「被遺棄」的汽車。麥茲（Mets）提醒我，受困的 [喪屍 G] 還是能呻吟，所以還是能召喚其他喪屍。

或是陶德・威尼歐（Todd Wainio）在新墨西哥州的荷普看到一

連串群聚的喪屍的經驗：

一個 G 看到你，追著你，然後呻吟。一轉眼，另一個 G 聽到那聲音，跟了上來，自己也發出呻吟，然後另一個又跟上來，又來一個。老兄，如果那個地方夠大，這個連結又沒有中斷，天曉得會將多遠的喪屍也引了過來。

因此，儘管不是人類的語言，但是呻吟聲本身就是一種簡單的溝通形式。這樣一來，活死人令人恐懼的叫聲，以及凝視的方向、手指的動作等其他非語言的線索，都是在群聚的活死人身上能看到的群體智慧。

牠們對叫聲的使用，確認了喪屍的耳朵有處理聲音的敏感度，可能和正常的人類沒兩樣，說不定還更強。但是有很豐富的證據顯示，前面描述的那種讓你的耳朵不會聽見所有噪音的過濾機制，在活死人的腦袋裡可能沒有完整的運作。舉例來說，在電影《末日之戰》裡，喪屍很多次因為很大的或尖銳的聲音而發狂，好彷彿那種聲音讓牠們的耳朵很痛苦，必須不擇手段阻止那聲音。這代表儘管喪屍的**聽力**可能還是很完好，但牠們或許無法輕易地在吵雜的環境中專注注意力。就像前面所說的，這功能很好，因為在需要的時候，人類專注注意力的能力特別驚人，這讓我們面對喪屍敵人時有一項優勢。

無論如何，聲音顯然會傳進喪屍的腦中。但是當聲音中含有人類語言時，是否找到了喪屍能理解語言的任何證據？

不完全是。

喪屍幾乎從來沒有回應的能力。最好的例子是在二〇〇六年的

電影《我家有個大屍兄》裡，主角喪屍菲多（Fido）學習的基本指令：「坐下」、「不要動」、「不要吃人！」這類。這些反射行為比較像是簡單的古典制約，和動物訓練一樣，比較不像是理解語言。喪屍也沒有表現出能讀寫語言的能力，因為牠們看起來也不會遵守標示。

除此之外，我們在喪屍身上看到最進步形式的語言，就是電報式語彙的說話方式，只說很短的關鍵字，像是「去死」（《殭屍哪有那麼帥》）、「派，更多，條子」（《芝加哥打鬼》），還有「ㄋ……ㄠ……腦」（《芝加哥打鬼》）。

綜上所述，現在能對喪屍的腦做出什麼推論？嗯，看起來喪屍的腦中，前額語言製造區和顳頂交界的語言理解區都受損了。因為這些區域會透過弓狀束彼此溝通，所以保險地說，喪屍完整的「弓狀迴路」運作得不是那麼好。

前額（布洛卡）區的異常會導致表達性（布洛卡）失語症，而頂葉（威尼克）區的問題會導致流暢性（威尼克）失語症。因此，喪屍大腦中所有的語言和溝通技巧都被嚴重破壞，但牠們的聽覺大致上維持完好。

不幸的是，這代表雖然喪屍不會和我們說話，或了解我們在說什麼，牠們還是能聽見我們，透過發出的聲音找到我們。任何和平條約協商都無法終結喪屍浩劫。

資料來源與延伸閱讀

Berker, Ennis Ata, Ata Husnu Berker, and Aaron Smith. "Translation of Broca's 1865 report: Localization of speech in the third left frontal convolution." Archives of Neurology 43:10 (1986):1065.

Bernal, Byron, and Alfredo Ardila. "The role of the arcuate fasciculus in conduction aphasia." Brain 132.9 (2009):2309–16.

Code, Chris, et al., eds. Classic Cases in Neuropsychology. Hove, East Sussex: Psychology Press, 1996.

Cohen, Leonardo G., Pablo Celnik, Alvaro Pascual-Leone, Brian Corwell, Lala Faiz, James Dambrosia, Manabu Honda, et al. "Functional relevance of cross-modal plasticity in blind humans." Nature 389 (1997):180–83.

Dronkers, N. F. "A new brain region for coordinating speech articulation." Nature 384 (1996):159–61.

Dronkers, N. F., O. Plaisant, M. T. Iba-Zizen, and E. A. Cabanis. "Paul Broca's historic cases: High resolution MR imaging of the brains of Leborgne and Lelong." Brain 130 (2007):1432–41.

Griffin, Donald R., and Robert Galambos. "The sensory basis of obstacle avoidance by flying bats." Journal of Experimental Zoology 86.3 (1941):481–506.

Hempstead, Colin, and William Worthington, eds. Encyclopedia of 20th-Century Technology. Vol. 2. Routledge, 2005.

Kandel, Eric R., James H. Schwartz, and Thomas M. Jessell.Principles of Neural Science. New York: McGraw-Hill, Health Professions Division, 2000.

Pierce, G. W., and D. R. Griffin. "Experimental determination of supersonic notes emitted by bats." Journal of Mammalogy 19 (1938):454–55.

Sadato, Norihiro, Alvaro Pascual-Leone, Jordan Grafman, Vicente Ibañez, Marie-Pierre Deiber, George Dold, and Mark Hallett. "Activation of the primary visual cortex by Braille reading in blind subjects." Nature 380 (1996):526–28.

Schorn, Daniel. "How a blind teen 'sees' with sound." CBS, July 19, 2006, http://www.cbsnews.com/news/how-a-blind-teen-sees-with-sound/.

Schreier, Jason. "How a blind gamer plays Zelda by ear." Wired, April 7, 2011, http://www.wired.com/gamelife/2011/04/ blind-gamer-plays-zelda-by-ear/.

Squire, Larry R., ed. The History of Neuroscience in Autobiography, vol. 1. Washington, DC: Society for Neuroscience, 1996.

Thaler, Lore, Stephen R. Arnott, and Melvyn A. Goodale. "Neural correlates of natural human echolocation in early and late blind echolocation experts." PLoS One 6.5 (2011):e20162.

Wada, Juhn Atsushi. "A new method for the determination of the side of cerebral speech dominance: A preliminary report of the intra-carotid injection of sodium amytal in man." Igaku to Seibutsugaki [Medicine and Biology] 14 (1949):221–22.

7

活死人的抽離注意力失調

每個人都明白注意力是什麼。它是心智透過清晰生動的形式，從數種現有的對象或是思路中挑選出其中之一。它的本質是將意識集中和聚焦。它隱含著從某些事件中抽身，以便有效地處理其他事件；它是一種狀態，並且與在法語中被稱為 distraction（分心），在德語中稱為 Zerstreutheit（心不在焉）的困惑、茫然、散漫的狀態全然地背道而馳。

——威廉・詹姆斯（William James），
《心理學原理》（The Principles of Psychology）

我們見過多少次一群喪屍笨拙地朝下一個受害者逼進，結果光是汽車警報聲、煙火聲，或是槍聲就使牠們分心，讓這群活死人暴徒轉向新的目標移動呢？就像是這些活死人把牠們的「非」生命浪費在追著一個又一個引起注意力的刺激物上。牠們是很容易分心、無法專注的生物。這就是活死人。

但是，如果你是人類，那這就不一定是壞事。

《活屍禁區》（2005）裡的人類倖存者，就利用了活死人容易被分心的本質，為自己取得優勢。這些人類突擊隊會在出發去匹茲

堡外喪屍佔領的區域尋找食物和補給品之前先施放煙火，爆炸的聲光讓那些遊蕩的活死人立刻抬起頭來，彷彿被空中華麗的煙火催眠了一般。事實上，除了特別聰明的喪屍「老爹」（Big Daddy）之外，這些活死人根本沒注意那些從牠們旁邊經過的人類。彷彿這些喪屍的注意力都被煙火緊緊擄取，無法轉移到人類獵物身上。

這種對令人分心的，或是科學上所謂「高度突顯」的刺激物著迷，對人類倒是不一定是好現象。在電影《末日之戰》裡，一種特別惱人的音高的聲音不只會讓喪屍陷入群體的瘋狂，牠們還會緊緊追著那個聲音，不追到天涯海角不罷休。這導致了一種荒唐的群體行為，讓一堆喪屍爭相踏著彼此的身體爬上一英尺高的牆。牠們腦袋裡除了那個聲音，沒有別的想法（如果牠們真的能思考的話）。但是這種一窩蜂的本能不只是被聲音所驅動，幾乎在所有的喪屍電影、書籍和漫畫作品中，只要在黑暗的房間裡打開燈，就能讓附近的喪屍突然醒來，吸引牠們致命的專注力。

事實上，從最早的《活死人之夜》（1968）到比較近期的《末日之戰》（2013），喪屍這種無法自主地將注意力從顯著的感官刺激物，尤其是亮光或巨大的聲響移開的特質，都構成了人類的生存戰略。

為了了解喪屍的大腦是如何失去這種維持並控制注意力的能力，我們首先必須了解正常人類大腦的兩個面向：（一）我們怎麼看物體在世界裡的**哪裡**？（二）怎麼去注意到那些我們看到的東西？

大腦中的視覺地圖

把你的意識專注在環境中特定位置的過程，是所謂的「**空間注意力**」（spatial attention）。在心理學上，我們有時候會用聚光燈來比喻。你對空間中物體專注力是有範圍限制的，就像是聚光燈只能照亮黑暗舞台上的一小部分而已。身為觀眾，你只能看到聚光燈照到的地方。你的大腦差不多也是這樣。

假設你被困在一間廢棄的高中更衣室裡¹。你的背後是髒兮兮、鼠輩橫行的牆壁，面前是進出更衣室的唯一一道門。當你以為現在離開很安全時，一個喪屍突然從門口闖了進來。儘管牠臉上的肉已經掉了一半，你還是能從牠的臉上看得出來牠在想什麼，而且對你來說不是件好事：這隻喪屍又餓又憤怒——喪屍唯一表現出來的兩種情緒。

你的右邊伸手可及之處有一把彈藥充足的雷明登（Remington）獵槍，等著大展身手。

好，現在我們先讓這個畫面定格。在這電光火石之際，你的大腦怎麼知道獵槍在哪裡，同時又能注意到你剛好能握到槍柄，看準那把槍，還一邊注意到朝你過來的那個活死人？

注意到那把獵槍的過程，從簡單的看到那個武器開始，原來是你的大腦會在你的腦袋裡做出一張周遭環境的小地圖，讓你看見這個世界。事實上，大腦裡面裝滿了許多外界的地圖，有聲音頻率的地圖（見第六章）、氣味的地圖、肌肉的地圖、身體的地圖。如你可能會預期的，也有你用眼睛看見的世界的地圖。事實上，你的腦中有很多不同種類的地圖來代表你的眼睛所看到的那些東西。

這個世界最原始、最基本的視覺地圖之一，就在你的後腦杓。神經科學已經知道這個視覺地圖快一百年了，主要多虧了一次世界大戰時設計得超不符合人體工學的英國士兵頭盔。原因是這樣的，當時發給士兵的標準頭盔，沒有完全覆蓋到後腦杓，反而只蓋住頭頂，保護力大概就跟一個金屬湯碗差不多。顯然這種風格是二十世紀初戰鬥裝備的流行。

這種頭盔設計從神經學的角度來說是很有問題的，因為後腦杓的重要區域被暴露在受傷的風險中，容易被快速飛過的砲彈碎片和子彈打到。不幸的是，大腦非常重要的一部份，也就是負責處理視覺輸入的**初級視覺皮質**，就位在後腦杓這個頭顱暴露在外的區域。這對戴著頭盔的人是很糟糕的事。

在一次世界大戰受戰火摧殘的這些壕溝當中，英國神經專科醫生高登·摩根·荷姆斯（Gordon Morgan Holmes）擔任駐戰地醫生。做為一個觀察力敏銳的研究者，荷姆斯注意到這些後腦杓因砲彈碎片受傷的士兵一直會抱怨視力出了問題。他特別注意到後腦杓受傷和患者提出視力問題之間的關聯性。這些士兵因為稱為「**皮質性失明**」（cortical blindness）的現象所苦，也就是他們不是因為眼睛受傷，而是因為腦部處理來自眼睛視覺輸入的位置受傷而失明。

荷姆斯注意到，皮質性失明的表現，似乎能根據受傷的位置來預測。所以荷姆斯決定在他印有紅色十字標章的醫檢分類帳篷[2]裡做一個小小的科學實驗。他要求士兵看牆上的一張地圖，指出他們看不到地圖上哪些部分。接著他再看這些士兵受傷的那些位置。舉例來說，有些砲彈碎片造成的傷口在頭的左側，可能會造成士兵無

---

1 是的，出於某種原因，很多喪屍都會在更衣室、浴室或地下室裡發動攻擊。
2 也許是一座完整的醫院而不是帳篷，我們不確定。

法看到地圖的右半邊。有時候，士兵之後會因為這些傷口而死亡。此時荷姆斯就會在解剖時將死者的大腦取出，更近距離觀察他們腦部受傷的位置，接著他會比對每個患者的大腦以及他們回報的視線內的盲區。

透過這樣的比對，以及造訪他帳篷的數量多得讓人嘆息的傷患，他獲得了一份詳細的地圖，了解視覺世界是如何在大腦中呈現。事實上，這份視覺皮質地圖詳細、明確到連現代最先進的神經造影方法都沒辦法做得更好。

荷姆斯的小實驗首度揭露，我們的腦袋中是有小小的視覺世界地圖的。多年之後，科學在大腦中發現愈來愈多這種小地圖。它們的組織都遵守著頗為類似的規則，但會根據不同類型的資訊而特化。有些地圖會注意眼睛看到的視覺輪廓。其他則注意色彩或運動。但是基本上來說，這些視覺世界地圖其實是從相同的地方開始的：眼睛。

為了了解這個過程，讓我們回到剛剛更衣室的場景。每個人都知道我們是透過眼睛看這個世界。光的小小光子隨時都在彈跳（就算浩劫後的在昏暗更衣室裡也一樣）。在設定的情境中，這些光子有些會從你要抓到的獵槍上閃耀的槍管上反射出來。

非常稀少的一些次原子粒子[3]從槍管上反射，通過我們的眼球水晶體，最終撞上你視網膜（在你眼球後方）稱為「**光受體**」（photoreceptors）的細胞。每次光打到光受體上，細胞就會傳出一個訊號，說它看到了一點光[4]。這會引起一連串的神經事件，最終以你的大腦能感知到獵槍在空間中的位置結束。

　　來自視網膜的視覺資訊透過視神經傳送到大腦，到位於丘腦中稱為「**外側膝狀體**」（lateral geniculate nucleus）的中繼站。（丘腦位在你的大腦非常中間的位置，是我們在第一章提過，演化上比較古老的大腦系統。）當視覺訊號抵達這裡時，會分成色彩資訊和形式資訊。

　　色彩和形式不一定和感知空間有關，但是就算在丘腦的這個早期階段，空間還是非常重要的。是這樣的，就像是皮質分成左右腦，丘腦也有兩個，各位於左右半腦。因此，外側膝狀體也有兩個，左右半腦各一個，但它們都會接收來自雙眼的資訊。

　　來自你的眼睛的資訊會在眼球被**分成兩半**。你的眼球比較靠近太陽穴的地方會把訊號傳到同側的丘腦（也就是眼球左外側的訊號會送到左丘腦）。而從眼睛比較接近你的鼻子的位置接收到的資訊，會在**視交叉**（optic chiasm）交叉，進入**另外一側**的大腦。科學上我們會說訊號進入**對側**（contralateral）半球（相對於**同側**（ipsilateral）半球）。

　　大腦到底為什麼要這樣搞？這麼說吧，想想你的右眼會看到什麼？你的右眼球的內側靠近鼻子的地方，看到的是你右邊的世界，但是右眼的外側其實對你左邊的世界看得滿清楚的。同樣的，你的左眼也是這麼一回事，只是方向相反。

　　透過把來自眼睛的訊號分開，讓來自你的右眼內側（靠鼻子）和來自左眼外側（靠太陽穴）的資訊投射到相同的外側膝狀體，大腦會把你看到的視覺世界分成兩半：空間的左側和空間的右側，稱為「**單側視野**」（visual hemifields）。左右丘腦會從這裡把訊號送到

---

3 事實上，物理學家會告訴你光子同時是粒子也是能量波。
4 嚴格來說，如果碰到光受體的光的波長符合光受體調整到的波長，便會反射光。　　　**147**

位在後腦杓的初級視覺皮質。左丘腦把訊號送到左初級視覺皮質，右丘腦送到右初級視覺皮質。因此，當你的大腦開始拼湊視覺世界的地圖時，左初級視覺皮質看到右邊的世界，右初級視覺皮質看到左邊的世界。

相信我們，在神經科學上分辨左右出奇的困難。

好，現在回到最早的新皮質視覺地圖。荷姆斯醫生在一次世界大戰研究的區域是初級視覺皮質。它把世界分成一系列的線條定位。想想啊哈合唱團（A-ha）的《接受我》（Take on Me）音樂錄影帶：真實世界的人因為跟著鏡中的女孩，於是也被簡化成線條畫。有點像是那樣。初級視覺皮質會辨識你眼睛看到的物體的邊緣界線。

裡面的每一個細胞只會在「看見」空間中非常特定的部分有東西時才會放電。這稱為細胞的**「接受域」**（receptive field）。舉例來說，我們的喪屍更衣室情境中，你的腦部後方有一個細胞會在你的視野中最遠的右邊角落看見獵槍槍管的線條時放電。可能會有很多細胞會看空間裡的同一個部分，但是這一個細胞只「喜歡」獵槍槍管朝向特定角度的東西。有些細胞可能會在看到四十五度角的東西時大量放電，也有些細胞可能會在看到零度角（水平）的東西時放電。會有很多細胞用放電來指出獵槍槍管的角度，也有很多其他細胞不會放電，因為獵槍的角度沒讓它們「看」到。這使得初級視覺皮質能快速簡單地分割視覺世界。

就空間感知來說，這個初級視覺皮質是一個很有意思的地方，因為那些接收區是以與空間相符的地圖所安排的。初級視覺皮質的下半部「看見」你的視野上半部。視覺皮質的上半部，「看見」視

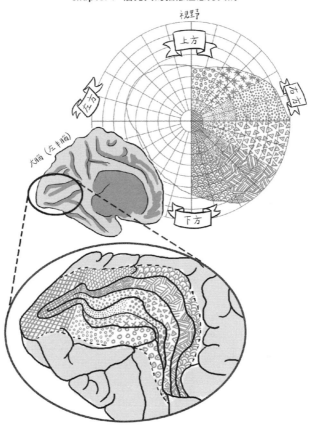

圖 7.1 重建荷姆斯一九一八年建立的原始腦地圖，說明視覺世界如何在腦中以空間地圖呈現。直直朝前看的時候，你看到的世界的上半部是由初級視覺皮質較下方的部位所呈現，而你在視覺世界裡看到的下半部則相反。你的視覺世界靠近中央的物體，接近你目光注視的地方，出現在初級視覺皮質比較中間的區域，而在你周邊視野的物體則是由初級視覺皮質較外側（側面）所處理。這裡我們看到的是左半腦皮質的內部（沒有顯示右半腦），並且特寫後腦杓的初級視覺皮質。在這個特寫中，每一種圖樣對應著眼睛看到的視野中的一個區域，以右上方的大圈圈來説明。

（荷姆斯的原始地圖，出自 G. Holmes, "Disturbances of vision by cerebral lesions," British Journal of Ophthalmology 2 (1918):353–84.）

野中的下半部。你的視野中央，你在讀這段文字時的目光注視位置，則是由初級視覺皮質很中間的部分處理，而你的周邊視野則是由初級視覺皮質的外側神經元「看見」。相反的，看見你的視野下半部的神經元，位置就在看見你視野上半部的神經元上方。

你可以看出來這個架構如何從你的後腦杓開始，把這個世界分解成比較精細的空間單位，就像荷姆斯在一百年前發現的一樣。

讓我們再次回到你在更衣室面對一隻飢餓的喪屍朝你而來的這個難以成立的場景。在大腦初級視覺皮質的層級會形成一幅簡單的視覺世界「地圖」，更重要的是，還有獵槍大約的位置。把視覺世界分解成不同部分，是由大腦中一系列重複的地圖所進行；這些地圖所在的那些區域統稱為**「外紋狀皮質」**（extrastriate cortex）。在這些區域的細胞承載著視網膜看見的世界的地圖，最初是在初級視覺皮質形成。在**視網膜拓撲地圖**（retinotopic map）裡，世界是以你眼中視網膜的模樣呈現。然而，每一個外紋狀腦區域都會尋找世界中不同的事物（也就是色彩、曲線形狀、運動），而接收區的尺寸變得愈來愈大。

這樣的分解有多可靠？如果你知道每一個小地圖代表什麼，例如色彩、運動動作，或是方向，那麼你只要透過看看小地圖中有哪些活動，就能重建一個人看到的世界。科學家現在就在這麼做。他們在受試者看電影片段或是一組圖片時，使用 fMRI 測量視覺皮質所有區域的活動。透過觀看來自這些小地圖的訊號的小波動，並且知道每一個區域代表什麼，研究人員就能以先進的電腦演算法，用逆轉工程得出受試者在看的電影內容（我們稱為「解碼」fMRI 訊

號）。舉例來說，當受試者在看一隻紅鳥飛過空中的片段時，腦中代表紅色、物體移動、辨識物體（也就是動物）的不同視覺地圖就會出現活動。每個地圖不只反映出視覺特徵的面向，像是色彩或運動，還有這項特徵在空間中的哪裡發生。透過閱讀這些不同地圖的集體活動，電腦演算法就能粗略地重建出受試者看到的畫面，可能是模糊的、像素化的，或是不怎麼完美（像是電腦可能會以為受試者看到一隻豬，而不是一隻鳥），但做為第一關，這些解碼方法驚人地有用，能夠預測受試者看到了什麼。這是因為這種解碼的演算法做的事，就和受試者大腦中較有認知能力的部分相同：閱讀許多視覺世界小地圖的集體活動，一起折疊進一個她透過眼睛看到的世界的模型裡。這些新科技解碼大腦的承諾，靠的是一個非常重要的原則：大腦會把看到（或聽見、嚐到）的東西分解成有意義的，而且更重要的是，可靠的模組，各自代表著資訊中非常明確的小片段。如果你在更衣室遭受喪屍攻擊時，我們能用 fMRI 掃瞄你的大腦，那麼就能從安全的實驗室裡，平安地用你的大腦活動重建出喪屍進行攻擊以及獵槍位置的一段影片。而且可能會邊吃爆米花邊看。

「在哪裡」的通道

　　一旦視覺訊號從這些視覺世界的不同腦部地圖離開，它們會來到一條分叉路。這一連串訊號中，有一些會被送到位在新皮質下部的腦部區域，主要位在顳葉。我們會在下一章談這條通道。剩下的訊號則走到大腦的上半部區域。

往下走到顳葉的訊號是**腹側視覺資訊流**（ventral visual stream），關注的是辨識你看到的**是什麼**。他們對於你的腦了解特定的線條幾何配置以及閃耀的鑽鋼很重要，這樣你才能辨識出獵槍。相反的，往上到頂葉的訊號稱為**背側視覺資訊流**（dorsal visual stream），和知道東西在空間中的**哪裡**有關。這對於精確知道獵槍**在哪裡**很重要，這樣你才能伸手拿到它。這兩條分歧的視覺資訊流代表兩種完全不同的東西，有時候會被稱為「什麼」（背面）以及「哪裡」（側面）通道。

既然在這裡關心的是視覺空間注意力，那就先看背側視覺資訊流。**在哪裡**通道走的是後頂葉非常接近表層的地方。這裡其實是一個非常複雜又有意思的地方，神經科學家還在嘗試完全了解它的功能。我們目前知道的是，這裡看來是感知（看見獵槍）和注意力（意識到獵槍）結合的地方。在頂葉皮質裡的細胞的接收區遠比在初級視覺皮質裡的那些細胞大**非常多**（也就是說，這裡的個別細胞會接收你看見的視覺世界裡比較大的部分）。事實上，這裡一個細胞可能會「看見」接近半個你被困住的骯髒更衣室。

這些細胞當中，有很多看起來都會強化你如何看到空間中的一個區域，讓你把注意力放在那個地方。甚至有一些細胞會更進一步，只有在空間中某個區域裡有值得關注的東西，**而且**當你的手在那邊時才會放電——就像你把手移到獵槍上方時。視覺空間和「身體空間」（**本體感覺**（proprioception），對於你的身體部位在空間中位置的意識）兩者間有趣的連結，導致一些科學家將背側視覺資訊流稱為「如何」通道，因為很多和腦部這個部位有關的缺陷，看來也

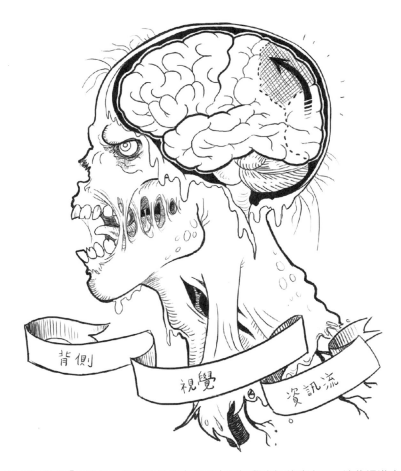

圖 7.2 背面「在哪裡」視覺流是腦中主要處理視覺資訊的流之一。這條通道會從後腦杓的初級視覺皮質往上移動到頂葉，是大腦重建我們看見的空間世界的意圖的一部份。這條視覺流能幫助協調空間注意力。

會影響人**如何**動作。

頂葉和注意力

　　人們對頂葉皮質在空間感知和注意力所扮演的角色相關的知識，同樣的，大多來自於那些受到腦部損傷所苦的人。在二十世紀之際，歐洲神經學家瑞索・巴林（Rezs　Bálint）最早提出他在左右頂葉受傷的患者身上所觀察到的奇異視覺缺陷。這種特定類型的大腦損傷被稱為巴林氏症候群（Bálint's syndrome），會導致幾種複雜又怪異的症狀。

　　有巴林氏症候群的患者很難一次感知到一個以上的物體。如果他們看到一支筆，他們其實無法「看到」那支筆以外的東西。這被稱為**「同步失認症」**（simultanagnosia），只是聽起來比較厲害的詞啦，意思就是他們無法同時知道多個東西，就像他們無法同時意識到筆和拿著筆的醫生。他們也很難把眼睛聚焦於世界中的東西上（**動眼失用症**；oculomotor apraxia），而且很難把手移向他們看到的東西（**視覺共濟失調症**；optic ataxia）。如果你被困在更衣室裡時有視覺共濟失調症，那麼你就能看到獵槍，但無法真的伸手拿它。

　　而巴林氏症候群迷人的地方來了。這類患者**看**東西其實不覺得辛苦。他們所有處理視覺資訊的主要感官通道都是完整的：視網膜沒問題、丘腦沒問題、初級視覺皮質也沒問題。他們看得很清楚。問題在於這些患者如何使用看見的這些視覺資訊。他們無法對看到的每樣東西給予適當的注意力，因此被困在從獲得的視覺資訊所感

知到的那個東西裡。

從巴林最早的報告開始，至今人們已經很了解頂葉在視覺注意力中扮演的角色。我們知道右頂葉受傷會使注意左側空間的能力嚴重受損，這種症狀稱為**「偏側空間忽視」**（hemispatial neglect）。如果你要這些患者畫出時鐘，他們只會畫出右半邊的鐘面。有意思的是，偏側空間忽視最常發生在右半腦受損，而不是左半腦受損的患者身上。這種奇怪的不對稱性被認為是因為左頂葉只會注意空間中的一側（右視野），但是右頂葉卻會注意兩側。所以如果你的左半腦受損，兩邊視野都看得見的右半腦就能彌補功能。

然而，僅僅因為有偏側空間忽視的患者只會注意到右半邊的東西，並不代表他完全看不見左側。這類患者似乎能看到，有時候甚至非自主性地對左側的資訊採取行動。舉例來說，如果你讓偏側空間忽視患者看兩張房子的圖片，一張圖裡有一間房子的左側窗戶冒出火焰，另一張圖的房子則沒有火焰，那麼患者會說他們傾向住在沒有火焰的那間房子。然而如果你問他們為什麼，他們卻說不出理由，因為他們沒有意識到自己看到左側窗戶在冒火。他們能對資訊做出反應，但是無法感知到資訊，因為他們無法注意空間中的那一側。

雖然偏側空間忽視相當罕見，不過就算沒有表現出偏側空間忽視的頂葉受損患者，有時候還是會有難以控制自己如何關注空間中的物體的表現。最值得一提的，是一種稱為**「抽離注意力缺失」**（disengagement deficit）的現象。抽離注意力缺失最早是由一九八〇年代的認知心理學家麥克・波斯納（Michael Posner）所提出，他研

究人們如何注意自己看見的不同東西。波斯納特別感興趣的，是我們如何在真的看到東西之前，就先注意到它們。

　　為了進行研究，他要求受試者坐在電腦前，如果看見刺激物（例如亮光的方形）出現在左側電腦螢幕，就按一個按鈕，如果出現在右側就按另一個按鈕。這時候，如果你提示受試者「注意」一側的空間，那麼當目標出現在那側的空間時，他們的反應會快上許多；而且當目標出現在另一側時，他們的反應會慢很多。舉例來說，如果受試者看到一個指著螢幕左側的箭頭，他們就會「注意」那一側，看到出現在右側螢幕的方塊的速度會慢很多。概念是，注意力就像是聚光燈：往左指的箭頭讓你把聚光燈轉到了左邊，你就準備好對這一區做出反應。

　　然而，如果提示和目標出現之間的停頓夠久，那這種效果就會消逝。如果箭頭出現後，沒有發生任何有意思的事，你就不再會注意那一側的空間，而會把注意力轉向別處。這種**抽離**注意力表示你已經自主地停止注意某處，因為那裡沒有什麼好玩的。

　　波斯納發現，頂葉受損的患者，這種抽離注意力的能力會減弱。在這種例子中，大腦一側的損傷會導致患者持續注意他們獲得提示要關注的空間中的一側。一旦他們凝視著某側，持續的時間會比頂葉沒有受損的對照組長得多。事實上，他們的注意力只會多延續幾毫秒，但以大腦的時間來說，多十毫秒的反應時間已經接近永恆。

　　重新想想巴林的患者，你可以看到這種缺失最極端的案例。患者一次只能注意到一樣東西，所以有同步失認症的症狀。巴林的患者的反應時間不是像波斯納的患者那樣比較慢，而是會鎖定抓住他

們注意力的刺激物，無法抽離他們的意識，除非出現了更顯眼的東西，再次攫取他們的注意力。

這種無法轉移注意力的情況，聽起來是不是很熟悉呢？像不像，在喪屍電影裡看到的？

———————

這是真的最後一次了，讓我們回到了本章開頭，你所身處的情況危及的更衣室場景。目前為止，我們已經向你說明了你的大腦怎麼處理從槍管上反彈的光子，讓你能看見獵槍（視網膜到丘腦到視覺皮質），讓你知道它在空間中的位置（視覺皮質到背側視覺資訊流），以及讓你能把注意力從流著口水的喪屍轉移到獵槍上（頂葉）。現在，你的大腦讓你能抓起那把獵槍，把注意力轉向朝你撲來的喪屍的腦袋瓜，可以辦正事了。

有意思的是，這隻活死人似乎沒有能力不去看令它分心的事物。如果你坐在我們講課的教室裡，有人用力打開教室後方的門開始大叫，我們保證你們大多數人都會轉頭去看這突如其來的干擾。這就是我們所謂「由下往上」攫取注意力的例子，意思是有一個在真實世界裡的刺激物，像是聲音或閃光，抓住了你的注意力。現在，如果我們提前警告你，有人會跑進教室裡大叫，但你們要無視對方，繼續學習超酷的科學知識，那麼你們大多數人就能抑制轉頭的衝動，最終還是能專注在講課內容上。這就是我們所謂「由上往下」的注意力控制的例子，意思是你能發揮你的意志力，抑制被刺激物驅動的衝動。

然而，喪屍對自己的注意力沒有這種程度的認知控制。我們從觀察中得知，喪屍能看見你（至少還有眼睛的那些活死人可以）。我們也知道牠們能注意到你在空間中的哪裡，因為牠們能很輕鬆地追殺你。因此，我們可以假設牠們的視網膜、丘腦、初級視覺皮質和大部分的背面視覺通道是完好的。然而，我們也知道一旦牠們注意到某樣東西，就無法停止。牠們無法停止看著使自己分心的物體，因為牠們欠缺控制自己被刺激物驅動的行為的能力。這個直接指向了在頂葉某處，背側視覺資訊流處理的一個問題。現在，既然向我們在第六章講過的，喪屍不能說話，我們也無法輕易評估牠們有沒有同步失認症，但我們能合理推測喪屍後頂葉的功能有雙邊的缺失。

所以如果你能轉移一個活死人的注意力，像是施放煙火或照明彈，牠們就會突然停止追擊你，反而專注在美麗的火光上。除非你製造太大的噪音或做了別的事引起牠們的注意力，否則你很可能就能安全地被忽視。然而，如果你做的事足以轉移注意力，你大概就是任人宰割的一塊肉了。這是因為，一旦你使牠們從先前被分心的事物中抽離，你又會再次成為目標。這樣一來，你又得需要另一個很強大的東西來轉移注意力。例如是朝臉上開一槍。這應該夠轉移牠們的注意力了。

資料來源與延伸閱讀

Code, Chris, et al., eds. Classic Cases in Neuropsychology. Hove, East Sussex: Psychology Press, 1996.

Holmes, Gordon. "Disturbances of visual orientation." British Journal of Ophthalmology 2.9 (1918):449.

Kandel, Eric R., James H Schwartz; Thomas M Jessell. Principles of Neural Science. New York: McGraw-Hill, Health Professions Division, 2000.

Posner, Michael I., et al. "Effects of parietal injury on covert orienting of attention." Journal of Neuroscience 4.7 (1984):1863–1874.

Rizzolatti, Giacomo, and Massimo Matelli. "Two different streams form the dorsal visual system: anatomy and functions." Experimental Brain Research 153.2 (2003):146–57.

Ungerleider, Leslie G., and James V. Haxby. " 'What' and 'where' in the human brain." Current Opinion in Neurobiology 4.2 (1994):157–65.

Walshe, Francis M. R. "Gordon Morgan Holmes, 1876–1965." Biographical Memoirs of Fellows of the Royal Society 12 (Nov. 1966):311–19.

8

所以勒，這是哪張活死人的臉？

我欣賞機械，如同我欣賞人類，我也為它能替我們所做的事由衷地感謝。但是，它永遠無法替代那張人臉以及背後的靈魂而去鼓勵另一個人要勇敢與真誠。

——查爾斯‧狄更斯（Charles Dickens），

《黃金瑪莉的遺骸》

（The Wreck of the Golden Mary）

身為一個愛人剛剛變成喪屍的人類，通常很難接受眼前流著口水，邊吼叫邊動作笨拙地朝你而來的嗜血怪物，已經認不得你是她曾經的最愛了。不論你們在一起多久，一旦她變成了活死人，當她注視著你時，眼中那閃耀的光彩都永遠再也不可能出現了！

回想一下《活死人之夜》（1968）裡的庫伯一家（Coopers）。女兒茉蒂在一開始逃亡時被咬了，和其他受困的人類一起待在農舍的地下室裡，慢慢變成了一個「食屍鬼」。別忘了，茉蒂打從娘胎出生已經認識她的父母**整整十一年**了。但是當她完全變成喪屍後，

這件事還重要嗎？

不。一點也不重要。

想當然爾，茉蒂先殺死了她爸媽，但那不是因為茉蒂認得他們所以心懷怨恨地下手，而只是因為哈利和海倫是她變成喪屍後最早碰到的人類。已經變成喪屍的茉蒂，用園藝鏟戳死媽媽時的表情，和她看著在命運的那一夜才首次見到的陌生人班，完全沒有兩樣。

另外一個例子是《活人牲吃》（2004）。尚恩和他的朋友必須穿過一票喪屍，才能安全抵達他們最信賴的當地酒吧溫徹斯特，而這些喪屍大多是他們的鄰居和朋友。我們的主角用了什麼方法，才成功穿越了這一群活死人呢？他們只是把自己塗滿血，開始像喪屍一樣一邊鬼吼一邊流口水，一邊笨拙地走路（在第五章已經提過這個戰略）。可以說完美融入了喪屍群，這些活死人根本沒有注意到他們。他們甚至和曾經在自家附近踢球（抱歉，踢的是「真的足球」）的青少年喪屍擦身而過。牠有認出這群活人來嗎？沒有。牠只是繼續搖搖晃晃地從身邊走過，彷彿從來沒見過尚恩他們。

這種為了生存的模仿形式，在各種喪屍浩劫的情境中都多次出現。甚至連浪漫喪屍喜劇《殭屍哪有那麼帥》（2013）裡，喪屍 R 都會在人類女友身上塗滿喪屍的血，告訴她要「裝死」，也就是行為舉止和喪屍一樣。這小小的偽裝，讓她成功穿越了一群活死人，回到安全的藏身處。

但是模仿不只是為了騙過這些喪屍以求生存。在《末日之戰》一書中，有一整群人類把演喪屍發揮到淋漓盡致。那些在喪屍出現後覺得自己活不下去了的人類，有時候會精神崩潰。俗話說「打敗

不了牠們，就加入牠們」，但這些人類有點走火入魔了，一舉一動都和喪屍沒兩樣，會呻吟、吼叫，走路的樣子像活死人；而且還和喪屍一樣，攻擊人類並吃掉。不論從哪個面向來看，這些「背叛者」都和喪屍一模一樣，只不過他們不是死人──雖然也沒差多少。這些背叛者透過做出和喪屍一樣的行為，讓自己被活死人接受，與牠們共存。嗯，大部分的時候啦。因為真正的喪屍最後發現了這些背叛者的花招，於是就讓他們正式成為活死人的一員了。

所以為什麼呢？為什麼喪屍看起來並不認得自己變身之前認識多年的人？為什麼只是行為和喪屍一樣，就能讓你在其他逃跑方式都不管用時，還能自保呢？

我們主張，這些行為會出現，是因為喪屍的大腦已經改變，導致牠們很難做到人類習以為常的一件事：辨識臉孔。

臉部感知的多重面向

為了了解人類如何感知臉孔，讓我們再次想想你在喪屍浩劫爆發時可能面臨的一個情境。你從小到大的好朋友剛剛在逃離一群喪屍的時候被咬了。你已經認識這個人幾十年了，在遭到感染之前，他從幾百人當中都能馬上認出你。然而在感染發作後，他眼神中認出你的那一瞬光彩消失了。現在你的活死人好友能輕鬆辨識你的臉為「一張臉」，畢竟他現在視你為人類獵物，正準備對準你肥美的臉頰咬下去。但是他眼中再也不會出現認出你是誰的那道光彩。

這種認不出臉孔的狀況，很像兩種很知名，而且極可能互有關

聯的臨床病症：一種是精神病學上的症狀，一種是神經學上的症狀。

這種精神病症候群相當少見，名為「**卡普格拉妄想症**」（Capgras delusion）。這種妄想症的表現是，你會錯誤地相信你認識的人已經被替身所取代。有時候甚至將這些替身視為威脅。這就像是有一天你發現自己是電影《天外魔花》（Invasion of the Body Snatchers，導演：唐・席格（Don Siegel）；1956）或是《是芥末日》（The World's End，導演：艾德格・萊特（Edgar Wright）；2013）裡的角色，只是**沒有**世界被入侵的背景。有一天你起床，**翻過身**，看到有一個人躺在你的床上，外表長得跟你老婆一模一樣，但是你內心深處知道這個人不是你老婆。她已經完全變成另外一個人了。

卡普格拉妄想症最莫名的地方在於，患者可以告訴你那個「替身」長得跟他們心愛的人一模一樣。

他們會說：「那個人看起來像我媽，但是她絕對不是我媽。」

這種反應彷彿暗示，患者母親的所有的感官特徵，從穿著打扮到髮型，從她的聲音到用的香水，他都認得出來。只是，在患者的心裡，「母親」這個概念，和他們看見的這個人的所有感官資訊都對不上。

在此應該要先說明清楚：在學界還不清楚卡普格拉妄想症的成因。這種妄想症和各種傷勢有關聯性（或有時根本沒有明顯的傷勢），也會和其他精神失調的症狀一同出現，例如思覺失調症。這種妄想症的出現沒有與特定的腦部區域有明確的關聯。有些精神病學家主張，這是情緒依附調節出了問題造成的。也有人認為這是和辨識臉孔有關的問題。但確切的情況，目前依舊不得而知。

但請想一想，我們到底是怎麼認得身邊的人的？我們怎麼認得自己的父親，知道他們和，嗯…例如：每天來送信的郵差，是不同的人？（希望沒有冒犯到父親的職業是郵差的人。）我們能夠在對方說話時聽他們的聲音，觀察對方的打扮、走路的樣子，或是對方的身高。但是原來人類在試著認出某人時，會注意一項非常關鍵的東西：

我們會看對方的臉。

關於戰爭和人臉辨識

關於大腦如何建立身份與臉孔的關連，我們的理解再一次地要追溯到受戰火摧殘的歐洲——這次是二次世界大戰結束之際。隨著德軍撤退，負傷回到故鄉的士兵人數激增。多虧了改良過的防護裝備和更好的戰地醫療技術，更多的士兵能從過往戰爭時足以使其喪命的傷勢中存活下來。很明顯的是，活下來是好事，但是也代表這些士兵回到故鄉時，比過去有著更多的腦部創傷。

接下治療這些腦傷任務的德國神經學醫生之一，是約阿希姆‧博達默（Joachim Bodamer）。他和前一次戰爭中的荷姆斯很像，治療的是那些在戰鬥中頭部受重傷的士兵。他曾在許多戰事最激烈的前線工作，包括俄羅斯、法國和保加利亞，最後在戰爭結束時回到德國。

從前線回國時，他在治療產生奇怪或特殊行為問題的嚴重頭部傷勢方面已經累積了非常豐富的經驗。然而，他所遇過最奇怪、最

不尋常的病人，反而是他回國後治療的那些已遠離前線之患者。他在這裡碰見了三個患者，由於他們的行為太奇怪、太罕見了，以致於博達默深信他發現了全新的神經學症狀。

前兩個病例是後腦勺受傷的患者 S 和患者 A。博達默最早的報告（由艾利斯和佛羅倫斯譯為英語（Ellis and Florence [1990]）沒有明確指出這些患者傷勢的本質，但描述了在後腦勺的創傷。一開始，兩名患者都有嚴重的視力問題，很像我們前一章討論過的荷姆斯的患者。然而隨著時間過去，兩人似乎都幾乎完全恢復了視力。他們回到了正常的戰後工作日常，似乎都能正常生活。

注意，這說的是「幾乎完全」和「似乎正常」。

儘管 S 和 A 似乎能恢復日常生活，他們偶爾還是會有一些奇怪的舉動。像是一旦認識的親友外表看起來和平常有一點點不同，可能染了頭髮或穿了不一樣的衣服，患者 S 和 A 就認不得對方了。不管對方是妻子、兄弟或朋友，就算已經彼此認識幾十年，只要對方和過往的模樣有某種程度的差異，這兩名患者就會陷入茫然，用對待全然的陌生人的態度，對待那些他們認識的人。

一開始，博達默以為這些行為是一種形式的記憶病症。他以為也許兩名患者是短暫遺忘了平常很熟悉的人，就像是一種失憶的狀態（見第十章）。但是這種假設很快被證明是錯誤的，因為兩名患者幾乎通過了醫生能想得的所有記憶測試。

最後，博達默推導出一個頗有意思的替代性假設。也許這根本不是記憶出了問題，或是感知出了問題。他利用一系列簡單但是設計得很巧妙的實驗，發現兩名患者都有非常明確的感知困難：雖

然他們都能清楚看見臉孔，但是他們認不得這些臉孔——完全沒辦法。

實驗是這樣進行的。假設你坐在一面鏡子面前，被要求說出看著你的那個人的名字，你八成能認出你自己，正確說出你自己的名字。如果我們讓你看名人的照片，例如前美國總統歐巴馬，你應該也能說出那個名人是誰。大多數的情況下，至少你能判斷照片裡是男性或女性。

然而，對於博達默的患者來說，這個簡單的測試居然異常地困難。當患者 S 看著鏡子或是看到自己的照片時，他說不出來自己看著的那個人的名字。更糟的是，他無法判斷自己看著的是一名男性或女性。事實上，如果沒有看到服裝或頭髮的長度，患者 S 一次又一次地無法判斷照片中人物的性別。

這種無法辨識臉孔的情況不限於判斷男女，或是分辨自己和他人；患者 S 甚至分不出來人類和非人類的臉！當他看見一隻狗的照片，他會說那看起來是一位毛髮旺盛、髮型很糟的人。

你可能會想像，無法辨識某人的臉，會讓你很難在世界上生活。畢竟，如果你無法分辨你老婆和你鄰居的臉，你要怎麼過著正常的生活呢？那麼博達默的兩名患者怎麼會看起來大致上還能繼續過著一般的生活呢？

答案藏在我們利用臉孔之外的特徵辨識他人的能力之中。他人走路的姿態、穿著打扮或是說話的方式，通常能提供足夠的線索，讓我們知道對方的身份。想想你是怎麼在你朋友一開口時就在黑暗中認出他，或是你怎麼能在一群人之中認出你的兄弟姊妹，就算他

們背對著你也沒問題。人人都會顯露出很多關於自己身份的線索，而且那些都與臉孔無關。

這類線索是博達默的患者能過著相對正常的生活的關鍵。如果沒看到明顯的配件或裝束，例如眼鏡、制服或枴杖，患者 S 和患者 A 就認不出他們的同事或每天一起生活的人。換言之，只要有這些東西，他們辨認他人就不會有太大的問題。舉例來說，患者 A 認得希特勒的照片，但那只是因為他希特勒有著名且獨特的鬍子和髮型。事實上，利用其他線索辨識人的能力幫助患者 A 在鏡子中認出了自己，主要是因為他的臉形很明顯地不對稱，使他的臉和他人特別不一樣。

博達默看到了這種缺陷的獨特性，於是為它取了一個名字：**面孔辨認缺失症**（prosopagnosia）[2]，由希臘文的**「臉」**（prosopon）和**「不認識」**（agnosia）兩個字合成。有時候也被稱為「臉盲症」的面孔辨認缺失症是沒有辨識人類臉孔的能力，但其他視覺感知能力都完好。

但在發表於一九四七年的原始文章中，博達默提出了第三個病例（患者 B）。他一開始也把他和面孔辨認缺失症連結：患者 B 的後腦勺也受過重傷，導致他的視覺感知出現問題。不同於患者 S 和 A，患者 B 其實認得他人的臉孔。然而，他看見的臉孔會呈現劇烈的扭曲，臉頰會往下傾斜，一隻眼睛可能比另一隻高，或是鼻子看起來轉了一個方向。想像所有真人的臉都像畢卡索畫作一樣的世界，那就是患者 B 的感受，不過這僅維持了一小段時間，因為他最後從傷勢中復原，不再有感知臉孔的問題。

---

2 老實説，這不是這種症狀第一次出現在記載中。早在一個世紀之前，維根（Wigan，1844）就提出了最早關於看見臉孔的選擇性損傷的記錄。博達默只是正式為這種症狀取了名字。

現在我們稱患者 B 的症狀是「**臉部識別變形症**」（prosopometamorphopsia），指的是對臉部特徵出現視覺上的扭曲。雖然患者 B 沒有博達默前兩名患者的面孔辨認缺失症，但是他還是為大腦如何「看見」臉孔提供了一個很有趣的線索。因為他看到的畢卡索式扭曲僅限於臉孔，所以我們知道臉孔的外觀相當特殊，所以大腦對它的處理會和處理房子或車子等物體不同。事實上，帕維茲（Parvizi）和同僚二〇一二年的研究顯示，一個人的梭狀回（fusiform gyrus）若受到電流刺激，會引發辨識臉部的扭曲，導致一名受試者表示，在接受刺激過程中，帕維茲「變成別人了。你的臉變形了。」

所以大腦是怎麼看見臉，以及更重要的是，怎麼把一個人的身份和臉的影像連結在一起呢？

「這是什麼」的通道

想想《活死人之夜》的小茱蒂在變成喪屍之前的腦袋，在那個死人開始從墳墓裡復活的可怕夜晚之前。為了辨識她母親的臉孔，她的大腦必須做兩件關鍵的事。首先，它必須辨識「臉」是世界上的一個物體；接著，大腦必須以某種方式學會把那張臉的獨特特徵，例如鼻子、嘴巴、嘴唇，以及它們組合在一起的方式（眼睛之間的距離、下巴的長度、眉毛的長短等等）與她媽媽的身份加以連結。

在前一章討論了來自眼睛的視覺資訊如何進入大腦，被初級視覺皮質分解成不同部分，接著與空間相關的資訊由往上進入後頂葉

區域的資訊流進行處理。為了了解小茱蒂是怎麼辨識那個物體是她媽媽的臉，我們必須往下，走另外一條視覺資訊流：腹側視覺資訊流，或稱之為**這是什麼**的通道。

和背側視覺資訊流很像，腹側視覺資訊流的細胞能「看見」的視覺世界區域，比初級視覺皮質的細胞更大，也就是這些細胞有更大的接收區。但是側面通道的這些細胞不是對空間敏感，而是對你在世界上看見的東西的特徵敏感。像是形狀、色彩等面向，會先在這條通往大腦下半部的資訊流裡進行處理，當這些資訊沿著顳葉的底側往前進，這些配置的特徵會被拼湊在一起，呈現整體的臉孔、房子或其他物體。

這樣一來，你可以把腹側視覺資訊流想成一個梯度（gradient）。什麼是梯度？這東西有點像光譜那樣，兩端天差地遠，但中間就沒那麼容易區分。我們來解釋一下。這個梯度的初期在後腦勺，這裡的細胞開始把你用眼睛在空間中看見的物體的基本形狀、色彩和方向拼湊在一起。在梯度另一端的細胞，則是在理解你最常看見的東西的身份時扮演關鍵角色。這裡的細胞經過長時間的訓練，能夠辨識你在日常生活中必須非常清楚的物體的重要特定特徵模式。在這兩端中間，則有不同的視覺區域，混合了指認基本視覺特徵和物體辨識。

在你的視覺皮質梯度的身份端，似乎[3]有很多特化的區域，負責處理不同種類的物體。舉例來說，有些區域負責辨識地點和場景。這些區域被稱為**「海馬旁回位置區」**（parahippocampal place area；PPA），和汽車或臉孔的圖片相比，你看風景照或是房屋的圖片時，

---

3 這裡用「似乎」這個詞，是因為人們才剛開始理解背側視覺通道運作的這個領域，目前還有很多爭議。所以說得保守一些。

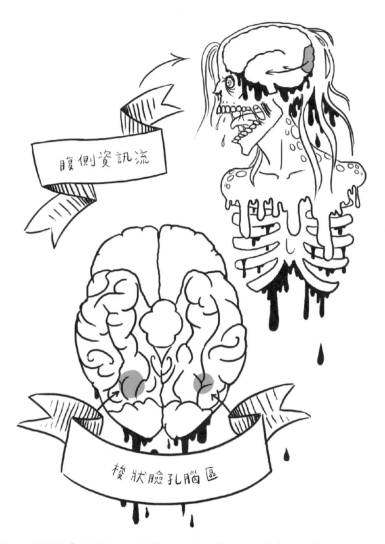

圖 8.1 側面的「這是什麼」視覺資訊流是大腦中另一條主要視覺處理流（另一條是背側視覺資訊流，如圖 7.2 所示）。這條通道會從後腦勺的初級視覺皮質往下進入顳葉，是大腦嘗試建構視覺身份的一部份；視覺身份包括臉孔、物體和場景。

這些區域的反應會比較強烈。所以我們說 PPA 被「調整對應」了房屋和地點，這裡的細胞在看到房屋或風景時會大量增加放電。

另一方面，臉孔似乎會引起皮質下方很多不同區域的反應。MRI 顯示，大腦中很多區域在你看見一張臉孔的照片時的反應，都大過你看著山景或汽車的照片時的反應。這些區域間形成了一個大腦區塊網絡，處理對臉孔的感知和辨識；為了方便起見，後面就用「臉孔網絡」來代稱。

臉孔網絡裡有一個區塊在腹側視覺資訊流裡出現得比較早，位在枕葉，被稱為**枕葉臉孔區**（occipital face area），簡稱 OFA。一般認為 OFA 可能會把臉部特有的形狀特徵拼湊在一起，例如眼睛的彎曲程度，或是鼻梁的線條等。

做為往前的資訊流，它會進入**梭狀回**（fusiform gyrus）上的另外一區。梭狀回位在顳葉的底面，新皮質的底部。梭狀回的這一區只會對臉孔有反應，被稱為**梭狀臉孔腦區**（fusiform face area），簡稱 FFA。FFA 可能是臉孔網絡中被研究得最多的一區，一般來說對臉孔的反應最為強烈。學界認為，FFA 是將臉部影像特徵組合在一起的最後區域，把鼻子的形狀放在和眼睛、嘴巴正確的相對位置，讓「心眼」看到最終版本的臉孔影像。

就在 FFA 的上面，沿著**上顳葉溝**（superior temporal sulcus，簡稱 STS）的地方，有一個調整對應臉孔的區域，這個區域在臉部處理方面負責什麼，目前還不是很清楚，但有些研究人員認為，它扮演的角色是從臉部表情辨識情緒；例如什麼樣的臉部肌肉組合讓你知道這個人很快樂，或是她在生氣，想吃掉你的腦。

最後，顳葉最正面、最前端的頂點那邊，是臉部選擇性區域，目前還沒有正式名稱。就和 STS 一樣，我們還不是很清楚顳葉前端這部分的功能，不過有些證據顯示，這裡可能負責將關於一個人身份的概念和她臉孔的影像連結在一起。所以臉孔網絡中最前端的，位在側面**這是什麼**通道的盡頭的這個區域，可能就是辨識臉孔通道最後的一哩路。

好，如果臉部處理需要許多不同的腦部區域適當地運作，那麼哪一個區域受損了會讓人出現面孔辨認缺失症呢？嗯，這個問題隱含了顱相學（phrenology）[4]的思維在裡面。但其實現代神經科學不是很喜歡顱相學。

因為茉蒂對於媽媽的臉和身份的記憶，其實並不是儲存在單一的腦部區域中。相反的，臉部處理是需要整個臉孔網絡才能真正發揮作用。這代表，這個網絡中任何一部份受損，都可能會導致面孔辨認缺失症。事實上，可能連單一區域的損傷都未曾發生，因為有些證據顯示，面孔辨認缺失症也可能來自連接臉孔網絡各部分的神經纖維，也就是軸突的損傷。有時候，FFA 受損會導致面孔辨認缺失症，有時候顳葉前端受損也會。有些人天生就有面孔辨認缺失症，代表他們在發育的某個階段，大腦的臉孔網絡沒有適當地發展。各種發現讓我們知道，所謂的「面孔辨認缺失症」可能其實是反映出一個連續、有組織的系統中不同階段的損傷。

因此，就像腹側視覺資訊流的其他功能一樣，臉孔感知可以被視為是仰賴從大腦的後端到前端的處理梯度而完成。從在枕葉和後顳葉的早期處理階段開始，臉孔的視覺影像逐漸被拼湊起來。隨著

資訊往前流，這個影像被正式建構起來，與這個人的身份概念連結在一起。因此，這條通道上任何地方受損，都可能破壞辨識臉孔的能力。如果這個迴路較早期的部分，也就是愈接近初級視覺皮質的地方受損，可能就愈難適當地將臉孔的影像組合起來，或是將它放入恰當的比例，以辨識這張臉屬於誰。迴路較後期的部分，也就是比較遠離初級視覺皮質的地方受損，可能就會讓你的腦很難把看到的臉孔和身份連結在一起。這就像是一串舊的聖誕燈：如果其中一個燈壞了，後面的燈也不會亮了。

當然，腹側視覺資訊流不只和臉部辨識有關，它在辨識很多其他東西方面也都扮演了一個角色，就像我們前面提到的，有些部分會對房屋、風景等之類的東西有反應。因此，腹側視覺資訊流是對於辨識很多物體**是什麼**而特化，所以才有那個暱稱。

目前有很多人投入研究側面視覺區域（以及其他腦部區域）是如何知道臉孔、動物、工具等不同類型的物體。這項研究也許有助於解釋另一項奇異的病症，**視覺型失語症**（optic aphasia），這是一個少見的神經學症狀，患者很難說出他們看見的東西的名稱。他們認臉沒有問題，所以處理臉孔的部分是完好的，但是如果讓視覺型失語症的患者看一張槍的照片，他說不出來那是什麼東西。然而，如果你把槍放在他手中，他完全可以擊斃接近他的喪屍。一般認為，這種在口語上辨識物體的困難，以及其他關於理解特定圖片和物體所代表的意義的症狀，可能都和腹側視覺資訊流受損有關。但要了解大腦怎麼理解世界，其實沒那麼容易。

無論如何，就腹側視覺資訊流而言，臉孔可以被視為只是另一

---

4 顱相學是十九世紀透過測量顱骨的起伏，描述個體個性特徵的「科學」。頭骨某些區域特別突起，代表這個人的某種性格特徵特別顯著或特別輕微。顱相學這種把戲在近一個世紀前就已經被揭穿了。

個物體。就像你看到的所有東西一樣，你的眼球看到的臉孔的影像會經過一個處理梯度，從確認眼睛、鼻子等臉上不同部位的形狀開始，到理解擁有這些五官的人的身份結束。所以我們很容易理解，腹側視覺資訊流如果受損會導致各種症狀，像是臉部識別變形症：你認得一個人，但他半邊臉是掉下來的；或是面孔辨認缺失症：你看得見臉孔，但不知道它們屬於誰。在視覺資訊流的面孔辨認缺失症這端或之後的某處受損，可能會在某天發展成卡普格拉妄想症……誰知道呢，全都看你是在梯度的哪一個部分受損了。

━━━━━━━

　　讓我們再次回頭看看親愛的小喪屍茱蒂吧。當她再也認不出自己的媽媽，只覺得對方是獵物時，是否表示她患有另一種的臉部視覺變形症、面孔辨識缺失症，或是卡普格拉妄想症呢？

　　很難說，因為你沒辦法讓茱蒂描述她看到了什麼。很明顯的是，她不是瞎的，而且她可以分辨喪屍同伴和人類獵物的不同。這代表她眼中的世界，就算有扭曲，很可能也不是太嚴重。

　　也許我們在本章開頭描述的《活人牲吃》中的場景，對於喪屍辨識物體能力的本質提供了最好的線索。當尚恩和同伴前往安全的溫徹斯特酒吧時，他們發現有一票活死人擋在他們和酒吧之間。他們通過這群喪屍的方法是在身上塗血，並模仿喪屍的行為。這群人僵硬笨拙地行走、呻吟、流口水，通過這群漫無目的遊蕩的活死人，而這些喪屍都無法發現有人類混在牠們之中（直到艾德蠢到居然接了電話為止）。好，尚恩和同伴周圍的所有喪屍都曾是鄰居和酒友，

卻一個也沒認出他們。就算你或我只要看到他們的臉，就能**清楚**判斷他們是人類，但只要人類的動作和聲音和喪屍一樣，這些喪屍似乎就覺得對方也是同類。這代表喪屍用的是其他線索，像是走路的樣子、呻吟聲等，來辨別喪屍和非喪屍（也就是美味的人類）。聽起來很熟悉嗎？

所以我們主張，喪屍症候群的一項要素，就是後天的面孔辨識缺失症。意思是，感染會造成負責辨識臉孔的腹側視覺資訊流功能受損，而最有可能受損的區域就在 FFA 周圍的梭狀回內。

為什麼我們特別認為是 FFA 呢？因為有證據顯示，喪屍在辨識其他常見物體時都普遍有問題。我們在《生人勿近》（1978）裡看到了這一點。有一隻喪屍整部片從頭到尾都用錯誤的方式抓著一把 M-16，他一直盯著槍管看，彷彿那是一支望遠鏡。這個喪屍過了幾個禮拜都沒能認出來手裡拿的是一把槍，更別說知道怎麼適當使用它了。喪屍無法辨識牠們活著的時候日常使用的物體。人類大腦成像顯示，腹側視覺資訊流上的區域代表了各式各樣的物體，包括汽車、房屋、臉孔等。綜合這些知識，以及我們觀察到的喪屍行為，顯示喪屍感染對於腹側視覺資訊流沿途的處理過程會有不利的影響，特別是在梭狀回附近的區域，但很有可能不限於對臉部的處理而已。

所以不管庫伯太太怎麼講道理，我們的小喪屍茱蒂都認不得她媽媽。這不是庫伯太太的錯，只是她的臉對小茱蒂來說已經不具有過去所代表的意義了。那張臉對她來說，已經不是「媽媽」。就請別太過走心了，庫伯太太。

資料來源與延伸閱讀

Caramazza, Alfonso, and Bradford Z. Mahon. "The organisation of conceptual knowledge in the brain: The future's past and some future directions." Cognitive Neuropsychology 23.1 (2006):13–38.

Code, Chris, et al., eds. Classic Cases in Neuropsychology. Hove, East Sussex: Psychology Press, 1996.

Ellis, Hadyn D., and Melanie Florence. "Bodamer's (1947) paper on prosopagnosia." Cognitive Neuropsychology 7.2 (1990):81–105.

Ellis, Hadyn D., and Michael B. Lewis. "Capgras delusion: A window on face recognition." Trends in Cognitive Sciences 5.4 (2001):149–56.

Grill-Spector, Kalanit, and Rafael Malach. "The human visual cortex." Annual Review of Neuroscience 27 (2004):649–77.

Haxby, James V., Elizabeth A. Hoffman, and M. Ida Gobbini. "The distributed human neural system for face perception." Trends in Cognitive Sciences 4.6 (2000):223–33.

Martin, Alex. "The representation of object concepts in the brain." Annual Review of Psychology 58 (2007):25–45.

Nestor, Adrian, David C. Plaut, and Marlene Behrmann. "Unraveling the distributed neural code of facial identity through spatiotemporal pattern analysis." Proceedings of the National Academy of Sciences 108.24 (2011):9998–10003.

Parvizi, et al. "Electrical stimulation of human fusiform faceselective regions distorts face perception." Journal of Neuroscience 32.43 (2012):14915–20.

Pyles, John A., et al. "Explicating the face perception network with white matter connectivity." PLoS One 8.4 (2013):e61611.

9

我怎麼會不是我自己?

自由意志是一種無意義的表達,被學者稱之為漠不關心,即無來由的意志,是一種不值得去對抗的妄想。

——伏爾泰(Voltaire),《哲學辭典》
(Dictionnaire philosophique)

　　儘管變成一隻完整的喪屍算不上是愉快的體驗,有時候甚至只是部分感染上喪屍傳染病就已經焦頭爛額了。想想《死靈嚇破膽2:鬼玩人》(1987)的經典場景,主角艾許(Ash)的右手遭到小屋裡朋友所化身的惡靈感染了。艾許急著想治療具傳染性的咬傷傷口,所以在廚房水槽裡一直沖洗他的手,彷彿簡單的自來水就能阻止自己被惡魔掌控一樣。就在他放鬆、卸下防備的那一刻,他就身處地獄了⋯⋯名副其實的地獄。

　　受到感染的右手不受艾許的控制,開始猛烈攻擊他,不論是盤子還是杯子,這隻受感染的手能抓到什麼就都往艾許的頭上和臉上砸。先往肚子一搗,再把他甩到地上,最後用力撞頭,可憐的艾許便失去了意識。然而他的右手看起來還是很清醒。艾許的其他部位

輕易地被摺倒，在地上動也不動，但他的右手開始爬近地上的一把菜刀，到伸手可及的距離內。

清醒過來的艾許發現受感染的右手打算要宰了他，才明白他已經完全無法控制曾經聽命於自己的這個肢體。他知道，這隻手已經不再屬於他了。這塊被附身的肉現在是照著自己的意志行動。更重要的是，得在為時已晚前趕緊阻止它。

在這個可能是影史上最讓人痛苦的片段裡，艾許解決這個問題的辦法就是用他（沒有被附身）的左手，拿刀刺戳他的右手，將它固定在地板上。接著他立刻拿起一把鏈鋸（剛好就在他拿得到的地方），齊腕切斷他那隻被附身的手。

「看看現在是誰在笑啊？」他對著那隻從自己身上切斷的手說：**「看看現在是誰在笑啊？」**

當然不是觀眾。想到有一天我們的身體部位可能不再屬於自己，大家都嚇壞了。

在這個悲慘的情境裡，艾許表現出喪屍傳染病兩種最有意思的症狀。首先，他覺得手不再屬於自己，而是一塊連接著自己的身體的腐爛附屬品。第二，他無法有意識地控制自己的手，而且它還會開始傷害自己。我們現在逐一來分析這些症狀。

「不好意思，醫生，但我是隻喪屍。」

首先來分析艾許感覺到他的手不再是自己身體的一部份。在前一章裡，曾講過辨識出臉孔身份的神經通道。這些通道讓我們知道

很多形式的身份，包括地點和物體。但是每一個情況裡，所談到的身份都是表象的物體：房屋、汽車、我們親近的人的臉孔。

那麼我們身體部位的身份呢？

神經科學才剛剛開始了解人的大腦怎麼會形成「自己」這樣的概念。就像很多哲學性和心理上的問題一樣，自我身份很難清楚定義到足以讓我們用 MRI 機器之類的東西仔細加以研究的程度。自我的概念，以及對自我的感知，很有可能其實分散在許多不同的腦部區域。

神經學和神經科學可能能力有限，但我們可以向神經學的姊妹領域，也就是精神病學取經。一百多年以來，精神病學對於各種辨識自我的疾病向來相當著迷。

讓我們暫時回到十九世紀末的巴黎。在這個風光明媚的繁榮都市裡，科學和科技都被視為時尚尖端的事物，而艾菲爾鐵塔當時還只是在繪圖版上的草稿，在此遇見了年輕、活力充沛的精神病學家朱爾·科塔爾（Jules Cotard）。

他出生在巴黎近郊的清教徒家庭中，以他嚴肅並勇於自省的個性出名，很大一部份是受到他家庭嚴格的宗教背景所影響。青少年時期的科塔爾到巴黎求學，是在科學與醫學方面勤奮的學生，專門研讀神經學和精神病學；在當時（一八六〇年代）還是顱相學在主導人們對大腦與行為間關係的理解，詹姆士甚至還沒開始著手書寫他的《心理學原理》（1890）一書。

在這個現代心理學和神經學尚未露出曙光的時代，科塔爾很快成為堅定相信能應用科學方法理解心智與頭腦的信徒。他是最早指

出糖尿病不只會影響身體，還會影響患者的思考方式的人。他也是最早提出當時精神病學極為常見的單一案例研究方法其實有其限制與弱點的人。

但是當然了，就像同時代的很多醫生一樣，世人對科塔爾最深刻的印象，來自於以他命名的症候群：有時也被稱為「喪屍妄想症」的「科塔爾妄想症」（Cotard's delusion）。

想像中這種症狀應該是這樣開始的，在科塔爾服務的精神病部門，有一名患者來到他的辦公室。

病患：「醫生，我告訴你，很奇怪的事發生了。」

科塔爾：「真的嗎？快告訴我。」

病患：「我其實已經不存在了。我是說，雖然我人在這裡，但我其實是喪屍。這隻手臂已經腐爛了，而且我確定我的血已經被換成了膽汁。」

科塔爾：「聽起來太可怕了。你的肢體看起來沒有腐爛啊，看起來挺健康的。讓我用針刺你一下看看。」（他戳了一下患者的手臂。）「沒錯，流出來的看起來就是血。」

病患：「我跟你說，醫生，我只是一個會說話的喪屍而已。我已經不存在了！」

如果只是個個案，那麼這種情境可能只是被斥為是患者的妄想狀態，甚至只是一個心理不正常的人古怪、獨特的想法。然而，科塔爾注意到他照顧的患者中有好幾個都表達出這種奇怪的感覺，認為他們的身體不再屬於自己。有這種特殊妄想症狀的患者總是會說自己至少有某些部分的身體已經死去了，並以某種方式從死掉的肉

體中復活。

　　如果有一種症候群能解釋身為喪屍是什麼感覺，那就應該是科塔爾妄想症了。事實上，有些人會說，《殭屍哪有那麼帥》整部電影，其實只是科塔爾妄想症爆發大流行的結果。但那又是另一個主題了……

　　科塔爾妄想症的正式定義是「錯誤地相信自己已經死亡，不復存在，正在逐漸腐爛，或是失去體內所有血液或維生所必須的內臟」。這種症候群通常會和其他的精神病症狀有關，例如嚴重的憂鬱症。

　　不幸的是，神經科學並不是很了解哪些神經區域受損會造成科塔爾妄想症。目前已知前額葉皮質和頂葉皮質區域受損，有時可能會導致否認某些身體部位的存在，但是不會到科塔爾症狀患者那麼複雜的妄想程度。另外目前也知道接受手術的人可能會隨機發生這種症狀；舉例來說，因為憩室炎接受腹部手術的患者，就算已經完全康復，也可能會深信自己的內臟爛光光了。

　　現在再來看看身在森林中鬧鬼木屋裡可憐的艾許。艾許在和自己的右手搏鬥得你死我活時，是不是有科塔爾妄想症呢？看起來他確實覺得自己的手已經不再屬於他。他甚至還會跟它說話，好像它能聽得懂人話一樣。我們不知道他是不是覺得那隻手已經死了而且在腐爛，所以得謹慎一點，不會診斷他完全是科塔爾妄想症的患者。然而，他和手的戰鬥確實看起來像是另外一種症候群的暴力版。這種症候群在神經科學上很常見，患者會覺得手臂像是有了自己的生命一樣。

異手症與有意識的控制

想像一天早上醒來，沖澡後開始穿衣服。你用右手扣上襯衫的扣子，左手就開始把剛剛扣好的扣子一個個解開。

「不要這樣！」你說，「我要穿衣服。」

但是左手看來不想聽你的話。最後你只好坐在你的左手上，才能成功把襯衫穿好。

接著來到了廚房，開始從瀝碗架上收拾碗盤，你用右手拿起一個盤子，輕輕地放到碗櫃裡。當你回頭看架上的另一個盤子時，你的左手卻伸過去拿出剛剛放進櫃子裡的那個盤子，再放回瀝碗架上。

如果情況一直持續下去，你的這一天將會過得非常漫長。

儘管這個情境聽起來好像電影情節，但是對於那些罹患**「異手症」**（alien hand syndrome）的人來說，卻是真實生活中的情況；這類患者會有一隻手做出他們無法自主控制的動作，那隻異手的動作可能會很複雜而且也很協調，但可能只是非自主的簡單抓取或反射性的手勢，像是史丹利‧庫伯力克（Stanley Kubrick）的經典黑色幽默電影裡的《奇愛博士》（Dr. Strangelove）強迫性的敬禮動作一樣。但是這些患者的共同特徵是，他們都覺得那隻手的所作所為不受自己的控制。

異手效應被認為是大腦組織方式一項很有意思的特徵所造成的：**功能的側化**（Lateralization）。側化字面上的意思就是「單側性」，指的是一些特定的能力由大腦的某一側主導控制。

例如語言。我們在第六章就提過，語言通常是由左腦區域所控

制。我們之所以會知道這一點，是因為左腦受損時，說話或理解語言的能力的衰退明顯會比右腦受損時嚴重。此外，如果你用 MRI 觀察閱讀時的腦部活動，大部分的人左腦區域的活動都比右腦區域活躍。

這是否代表，**所有語言都受到左腦的控制**呢？不，完全不是。語言有很多面向都是被右腦控制的。舉例來說，左腦完全被切除的患者還是會有一些剩下的語言能力，尤其是文法和語法。側化暗示對大腦其中一側有強烈的偏向，但不一定代表只一側的腦能控制。而且，不是每個人的側化都一樣。舉例來說，有一小部分的左撇子語言能力側化在右腦，而有更多的左撇子和少數的右撇子會表現出比平均程度更低一些的側化，代表他們的語言能力比較平均分配在左右腦。

側化和異手症有什麼關係呢？這個嘛，有兩個重要的功能是側化在左腦：語言，和控制右側身體的肢體。事實上，控制手、手臂和腿可能是人類大腦側化最徹底的功能。在運動皮質所有沿著脊髓往下控制肢體的纖維當中，幾乎百分之九十都會穿過身體的中線，控制另外一側身體的肌肉。所以左腦皮質控制右手，右腦皮質控制左手。

這聽起來可能有點奇怪。畢竟，讓運動皮質控制相對邊的身體有什麼好處呢？針對這一點，最合理的假設是由獲頒諾貝爾獎的神經生理學家拉蒙・卡哈爾（Ramón y Cajal）所提出。一八九八年，卡哈爾主張運動神經纖維的交叉連線和視覺通道的側化有關（見第七章）。卡哈爾明確指出，就演化來說，這種交叉的線路在戰鬥或

逃跑的情境中能提供生存優勢，尤其是在逃跑的時候更重要。

　　為了說明卡哈爾的假設，這邊來想像下列的情境。你蜷伏在樹林裡，為一群紮營的生存者擔任守衛。突然有一個喪屍從你左邊的樹叢裡衝出來。記得，我們的視覺通道是交叉的，所以左邊視野是由右腦所處理（第七章）。這代表你的右腦會先看到那個喪屍，所以它在處理可能的威脅時有優勢。左腦必須等右腦做夠多視覺處理後，才會「知道」有一個喪屍正朝你而來。

　　此刻最佳的行動方案，顯然是向右跳開躲避喪屍。而卡哈爾主張，如果你是一條魚，那麼躲開掠食者最快的方法，就是收縮身體右側的肌肉。這樣一來，你的身體就會從威脅那裡彈開，可以開始往相反的方向（右邊）游。但是你不是魚。你是一個人，而現在你遭受喪屍從左側發動的攻擊。因為你蜷伏著，所以你必須先用左邊的手腳撐地才能逃離喪屍，那我們想想如果你的腦神經線路有兩種不同連結方式時，各自的情況會怎麼樣。在**同側**（ipsilateral，ipsi 是拉丁文的「它自己」的意思）版本裡，你右腦的運動皮質控制右手右腳；而在**對側**（contralateral）版本裡，就是常見的交叉連結方式，左腦運動皮質控制右手右腳。

　　現在，如果你是我們的魚類好朋友，你會想要是同側控制（也就是右腦投射右側身體的肌肉），因為這樣你能比較快逃離掠食者。然而身為人類，為了逃開朝你過來的攻擊者，同側版本必須等左腦的視覺訊號透過稱為胼胝體的神經軸突束傳到右腦才能行動。胼胝體是連結左右腦皮質最大的神經束，雖然左右腦是比鄰的，但以神經空間來看，兩者間的距離非常遙遠，需要珍貴的數十毫秒才能把

訊息從一側傳到另一側。但在要逃離活死人時，每一毫秒都彌足珍貴。

另一方面，對側版本的你就有優勢了。如果你的左手腳是由最先「看見」攻擊者的那邊控制，那麼會比較快用左手腳撐地跳起。在數千年的演化中不斷重複這個情境，很有可能使得對側版本的你成為了最終生存下來的人。

這就是卡哈爾假設的精簡說明。當然，他舉的例子是和我們演化上的四足祖先有關，並沒有提到喪屍，但你懂這個概念就好。

讓我們回到異手症。前面說這種症狀會出現，是因為有意識的語言處理和運動控制都側化了。這通常會在左右腦彼此溝通的能力受到干擾，也就是胼胝體被切斷時出現，有時候出於臨床原因必須這麼做，例如治療癲癇症狀。如果連接左右腦運動規劃與控制區域的胼胝體纖維被裂腦手術切斷，那麼左右的皮質運動區就不會再知道另一個區域在做什麼。它們突然變成了互相獨立的系統。

既然語言已經側化到左腦，那麼以裂腦症患者來說，有意識的口語能力也不再能傳送到右腦。（在我們提過的少數側化功能顛倒的少見案例中也是一樣。）當患者有意識地決定要做某件事時，例如把碗盤收起來，左腦會處理「我想做這件事」的有意識的內在聲音，但這個聲音永遠不會被右腦「聽見」。這個動作會由左腦的運動皮質執行，也就是同時控制右手的那一邊。

然而，右腦也在想要做些事。舉例來說，它可能會想：「那個盤子看起來很髒，可能要再洗一次」，可是這個想法沒有經過左腦語言區的口語意識處理，因為右腦不能直接和左腦對話，所以在這

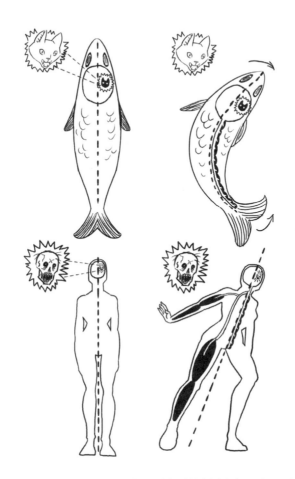

圖 9.1 卡哈爾針對我們的肢體為何由對側大腦控制的假設。如果看見掠食者從一側過來，對側邊的大腦會先處理那些視覺訊號。沒有手腳的動物，例如魚，透過收縮和先看到掠食者那側的視覺半球同側的腹部肌肉，可以比較有效地逃離掠食者，例如貓。因此，這些肌肉會在大腦中以同側（和身體同側）來呈現。像人類這種有手腳的動物，如果要閃躲像喪屍這樣的掠食者，比較有效率的方法是用身體對側的肢體躲開。因此，這些肌肉是以對側控制所呈現。

（仿自下列作品中的圖 2：Serge Vulliemoz, Olivier Raineteau, and Denis Jabaudon, "Reaching beyond the midline: Why are human brains cross wired?" Lancet Neurology 4.2 [2005]: 87–99.）

個例子中，它就用它能控制的左手把盤子拿走。但是因為你位在左腦，比較有口語能力的那一邊，不知道右腦決定了什麼，所以看起來左手好像是有自己的意識在動作。

因此，所謂「胼胝體異手症」（因為胼胝體受損導致的異手症），可以視為一種神經切斷症候群。左腦不知道右腦在做什麼，所以兩邊的手臂和手會互相爭奪控制權。

───────

在艾許和他受感染的那隻手的戰鬥中，我們對於喪屍的症狀又有了新的觀察發現。艾許絕對感知得到他的手不再屬於他，而且現在是個已死、腐爛中的肢體，即將傷害他。他甚至把它當成獨立實體那樣和它說話。但是不同於典型受科塔爾妄想症所苦的患者，艾許並不認為他自己經死了，或是一個死而復生的腐爛屍體。艾許只是覺得自己的手是個混蛋，需要處理一下。

事實上，有兩個證據顯示艾許是突然罹患了麻煩的異手症。在他和自己的手經歷的史詩般戰役中，艾許對於它的行為感到很驚訝也很震撼。它不受他意識控制，自己行動，彷彿有自己的意志一樣。此外，我們只看到一隻手失控，不是兩隻手。這種側化的失去控制一隻手的自由意志，是異手症的特徵。

們在這個過程中，也能對艾許的腦袋有多一點有趣的認識。首先，失控的是他的右手。這暗示艾許有意識的語言處理能力可能是反轉側化的。畢竟右手的行動不受到他口語的、有意識的控制，就像是典型異手症裡的左手那樣。因此，看起來艾許的右腦（控制左

邊、乖的那隻手）是主導口語的那側。第二，艾許的左腦挺混蛋的。當左腦自己拿主意時，它變得暴力、濫用肢體的力量。但也許艾許本來也不是什麼好人。

老實說，艾許和自己的手的對抗並不是典型的喪屍情境。這個例子來自《死靈嚇破膽》系列電影，這系列對喪屍的呈現是被魔鬼附身的人，像是《大法師》（Exorcist）裡面的麗肯（Regan）那樣，而不是真的死而復生的活死人。但是就算是在比較傳統的喪屍電影裡，我們也會看到一些這種失去控制權的症狀表現。舉例來說，在《殭屍哪有那麼帥》裡，我們以第一人稱視角觀察喪屍的存在。男主角 R 很清楚自己的狀況，深信他只是一個喪屍。然而，當他和一個人類女性墜入愛河時，他慢慢失去了那種孤獨感，最後覺得自己又活了過來。我們會認為這部電影的本質根本不是喪屍電影（除了在感染最後階段的行走骷髏頭之外），而是一個有傳染力的科塔爾妄想症大規模傳播的例子，而最後透過與他人重新建立接觸而被治癒。

要是我們能從第一人稱視角了解《芝加哥打鬼》裡的塔曼在想什麼，我們就能知道喪屍傳染病本質上是不是純粹的精神病症狀了。身為神經科學家，我們會希望它不是。

資料來源與延伸閱讀

Berrios, G. E., and R. Luque. "Cotard's delusion or syndrome? A conceptual history." Comprehensive Psychiatry 36.3 (1995):218–23.

Berrios, G. E., and R. Luque. "Cotard's syndrome: Analysis of 100 cases." Acta Psychiatrica Scandinavica 91.3 (1995):185–88.

Feinberg, Todd E., et al. "Two alien hand syndromes." Neurology 42.1 (1992):19–24.

Vulliemoz, S., O. Raineteau, and D. Jabaudon. "Reaching beyond the midline: Why are human brains cross wired?" Lancet Neurology 4 (2005):87–99.

10

不滅心靈裡的永恆陽光

「悲傷的是，記憶僅僅只能溯及往日時光。」
——白皇后對愛麗絲說道。

　　出自路易斯・卡羅爾（Lewis Carroll），
　《鏡中奇遇》（Through the Looking-Glass）

　　電影《活屍禁區》（2005）裡最有名的角色之一是被大家戲稱為「老爹」的喪屍。在喪屍「覺醒」的過程中，在某一個時刻，這個已經瀕臨崩潰的前加油站店員聽見了熟悉的全套服務鈴響聲。他動作遲緩地走向加油區，拿起加油槍，轉頭露出困惑的表情。他不會說話，但臉上的表情表達了千言萬語：「我在這裡拿著這個東西幹什麼？為什麼我又到這裡來了？」彷彿那聲鈴響提醒了他過去擔任加油站店員人生時的種種習慣，但才過了幾秒，他馬上就忘記了自己本來在幹嘛。在此看到兩種很有意思的行為：衝動性、非常熟練的習慣的觸發，以及在短暫的時間後輕易忘記一切的記性。

　　或是看看另外一個類似但更幽默的例子，也就是《活人牲吃》接近尾聲的一幕。尚恩偷偷跑到他在後院的小屋，和他最好的朋友艾德打電動；儘管艾德已經是喪屍的狀態，但是他還是保留了過去

打電動的某些習慣。尚恩和喪屍艾德都拿了電玩手把，以一種怪異又熟悉的方式，呆滯地盯著電視螢幕——不是那麼有自覺地熟悉，而是種以本能方式地熟悉。

在這些電影裡，喪屍化顯然改變了老爹和喪屍艾德，將他們變成了怪物。然而，這些活死人會群聚在購物中心和教堂之類，他們記得自己在變成喪屍前曾去過的地方。在這一章裡，會來探討為什麼你只要躲開喪屍幾秒鐘，他就會忘記你而去尋找下一個受害者；另一方面，他們似乎卻還是保留著一些過去人生的影子。怎麼會這樣呢？就我們對大腦的理解，這樣是合理的嗎？

非常合理！

記憶是如此善變

記得某件事代表著什麼意義？對你而言，記住首次感受到可能有隻步伐笨拙的恐怖生物正躲在夜晚的黑暗裡，隨時準備迎接你時的恐懼有著什麼好處呢？為什麼記憶竟然會是在漫長的進化時間裡，歷經種種轉折後，依舊被選擇為具有演化優勢、保留在我們身上的東西呢？

記憶是由許多部分所組成的複雜東西。這是一個概括許多種記得的事物的總攬名詞，包羅萬象，從在我們突觸周圍僅有數毫秒的分子變化，到長達數千年的人類歷史，從我們清楚記得的事實，到慢慢習得新技能的過程中認知的細微改變都算在內。

一般來說，形成記憶的過程有三個階段。首先是所謂的「編碼

階段」，在這個階段，感官資訊（或任何你需要記住的資訊）會成為大腦能理解的形式。舉例來說，當你看到這些恐怖「追蹤者」的臉時，你的大腦必須先處理來自眼睛的視覺訊號，到它辨識出那些訊號是代表著會殺死你的喪屍時。接著是「鞏固階段」。一旦你的大腦有了它所需形式的資訊，這些資訊就會被塞到一個地方保留一段時間。通常這代表你不必再一直想著它，但這些資訊還是可以取得的。最後是「擷取階段」。在鞏固過後，你可能最後會想要擷取那段你儲存起來的記憶，好讓你能試著認出那是不是你先前見過的那個喪屍。

說到記憶這個主題，其實有很多的細節差異。這是因為人有很多種類不同的記憶。人的記憶有時候是「**外顯記憶**」（explicit memories），也就是能自由存取那些已知的資訊：自己的出生年月日，最好的朋友變成喪屍前的髮色等等。其他時候，記憶就不是那麼容易用口語來描述，我們也不一定能意識到自己已經知道了某些東西。這些記憶稱為「**內隱記憶**」（implicit memories）。舉例來說，瞄準喪屍腦袋開槍的技術可能會隨著練習而愈來愈厲害，但我們沒有受過任何能教給別人的新技術訓練，也沒辦法精確地告訴其他人自己是怎麼變強的。

你會發現，記憶的概念是個頗難纏的怪物，有許多顆不一樣的頭。

數十億年來，生命受限於一種近乎沒有記憶的存在，最多只能靠內在化學訊號的短暫改變，才能更接近養分的來源，遠離毒素。隨著時間過去，基本的化學和光感應系統慢慢演化。有比較長的記

憶的生物——可能長到足以記得哪裡有豐富的食物來源——擁有演化上的優勢。最後,記憶能運作的時間尺度變得更久。動物不再只有能短暫存在幾分鐘的工作記憶,而是演化出一種儲存經驗的系統,會將資訊移到長期記憶中,在需要的時候能自由回想。一般認為,就是這種轉變使得動物能維持跨越整個生命歷程的記憶。

然而,記憶並不僅止於此。語言實現了人際溝通,也讓人類靈長類終於克服單一生命長度對記憶的限制。書寫和文化使記憶具有更長久的永恆性質,不再受到知識必須透過人際口語溝通的限制,因此改善了記憶的可信度。下面將會探討各種類型記憶的這些差異,而首先就是要喚醒你自己的記憶。

外顯記憶和短期(工作)記憶都依靠額葉的至少兩個主要區域:前額皮質和基底核[2]。美妙的是,關於前額皮質和基底核如何合作,短時間記住事物的現代理論認為,這種記憶功能對應了基底核在控制運動皮質的運動輸出方面的功能(額葉也有,見第三章)。以工作記憶而言,我們**認為**基底核也是一個閘門,能決定哪些資訊可以「進入」前額皮質被記住。因此,基底核可以被視為工作記憶的「看門保鑣」。

現在知道前額皮質和基底核對於工作記憶很關鍵,因為包括大腦造影和動物研究在內的許多證據都導向相同的結果。舉例來說,若人或動物的前額皮質或基底核受傷或遭到破壞,就很難短時間記住東西。但是如果這些區域被其他東西佔據了:可能是還在想先前令人分心的事物,或只是負擔過重了,也可能會有相同的結果。工作記憶癱瘓在日常生活中挺麻煩的,像是你必須記得去店裡要買的

1 你可能會問,能保存多久呢?可惜我們並不清楚,誰要知道就能得諾貝爾獎了。
2 基底核其實是腦部多個區域的集合,但我們在這裡就不要深入細節了。

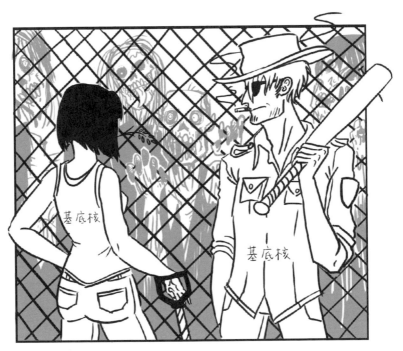

圖 10.1 基底核被稱為額葉皮質的「看門保鑣」，像是守門人一樣決定和／或挑選哪些資訊能進入額葉皮質，接受進一步處理。就像人類決定哪些喪屍可以穿過籬笆（如果真的要的話）。

五樣東西，或是手槍裡還剩多少顆子彈的時候。當這種情況發生時，試著記住你要怪的是自己的前額皮質，因為它太容易分心了；還要怪自己的基底核沒有好好把關，讓不想要的東西分散了前額皮質的注意力！

前面提到前額皮質和基底核涉及工作記憶，但是這不一定是它們全部的功能。有相當大量的複雜認知功能，例如注意力、目標規劃和解決問題，也都要靠這兩個腦部區域有效運作才能達成。這導致神經科學家把它們歸併成**執行功能**，也就是描述注意力、工作記憶、規劃和目標設定等各種高階認知處理過程的通稱。

結果這些執行功能就和與前額皮質及基底核有關的那些功能一樣，都挺善變的。雖然某些腦部區域顯著的生理損傷會削弱執行功能（就像是初級皮質受損時會造成感官上與運動上的損傷），就連更細微的東西，像是壓力太大或是分心，都可能會傷害工作記憶和執行功能——有什麼會比逃離喪屍壓力更大？當我們處在壓力之下，無法專注在眼前的任務時，更難形成清楚的記憶。然而要注意的是，記憶是**非常**複雜的東西，還有很多未知之謎。雖然工作記憶極度仰賴背外側前額葉皮質和基底核，但這裡不一定是工作記憶「發生」或儲存的唯一地點。意思是，工作記憶不是只由這些區域控制的單一認知過程，而是需要許多腦部區域間精細溝通而形成的。

用科學的話來說，工作記憶是「分散式過程」，基本上就是說不是只有一個區域控制你的工作記憶能力。相反的，有很多區域會做多種不同形式的小事，總和起來被歸結在「工作記憶」這個大傘

下。

　　但這樣的話，怎麼可能評估工作記憶，判斷它是否受損呢？

　　一個經典的方法（之一），就是透過一連串被稱為 **N 回溯**（N-back）任務的記憶測試[3]。在最簡單版本的測試（稱為零回溯）中，你會看到圖像連續出現，實驗人員會告訴你其中一種影像是「目標」。接下來，每次你看到目標時，你就要按下按鍵（「開槍」）。假設目標是喪屍的圖像。下面是你應該會出現的反應順序：

- 〈樹〉　　　—　　　無動作
- 〈馬〉　　　—　　　無動作
- **〈喪屍〉　　—　　　開槍！**
- 〈小貓咪〉　—　　　無動作

　　很簡單吧？零回溯不太算是記憶測試，但現在可以提高一點難度了。在「一回溯」任務裡，就沒有事先定義的「目標」了。相反的，你必須在看到往前回溯的第一個影像重複出現時做出反應。如果有東西連續出現兩次，你就要對**第二次**出現的影像做出反應：

- 〈樹〉　　　—　　　無動作
- 〈馬〉　　　—　　　無動作
- 〈喪屍〉　　—　　　無動作
- **〈喪屍〉　　—　　　開槍！**

　　等你進入「二回溯」版本的任務時，或許就會開始有難度了。此時你只有在往前回溯的**第二個**物體再次出現時，才要做出反應。所以你必須一直更新你剛剛看過的東西清單，在心裡記住到底剛剛快速出現過哪些物體：

- 〈樹〉　　　— 　　沒有動作
- 〈貓〉　　　— 　　沒有動作
- 〈喪屍〉　　— 　　沒有動作
- **〈貓〉**　　　**— 　　開槍！**
- **〈喪屍〉**　　**— 　　開槍！**
- 〈樹〉　　　— 　　沒有動作
- **〈喪屍〉**　　**— 　　開槍！**

在這個例子裡，因為第二隻貓往前回溯的第二個物體也是貓，而第二和第三個喪屍往前回溯的第二個物體**都是**喪屍，所以你應該全部都要有反應。

可憐的小貓咪。

等到 N 回溯任務裡的 N 變成三的時候，你就必須要對往回溯的第三個物體再次出現時做出反應；此時你真的很可能會開始失敗了。但是你的工作記憶愈好，就愈能夠記得愈久前出現過的物體，做出正確的判斷。

N 回溯任務只是測試工作記憶的**眾多方法**之一。

記住，工作記憶不只是大腦獨立於其他認知部分運作的東西，它似乎是和各種其他思考過程整合在一起的。有感官資訊的工作記憶，有語言的工作記憶，有物體資訊的工作記憶，最重要的是，這一切似乎都是彼此相對獨立地發生，或至少在某個時間點前是各自獨立的。

工作記憶令人好奇的一個地方是，它怎麼會傾向於崩潰。認知的其他面向似乎一整天都頗為固定。我們的色彩視覺看起來並不會

---

3 注意，有些人主張 N 回溯任務無法測量「工作記憶」本身 (Kane et al. 2007)。這凸顯了研究認知有多麼困難，因為我們有很多在神經科學出現前就有的心理學概念，所以雖然工作記憶可以是一個概括性的心理學概念，但很有可能被納入其他多種構造當中，並且與多個神經系統重疊。重要的是，就算簡單地說，拆解較高階的認知功能都是很複雜的。

隨著情緒而波動，運動規劃也不太會受損，除非我們做了某些事，像是喝酒或是**非常**疲憊，或是生理上精疲力竭。

但是工作記憶卻會起起伏伏，可能會因為壓力或分心而有損。雖然無法確定為什麼會這樣，不過神經科學家和心理學家預期這和複雜認知這些不同的部分並不是完全分離的處理過程有關；這些包括工作記憶、注意力、分心等等的複雜認知其實是共享神經資源的。從這個角度來看，當一項認知對於資源的需求增加，就會榨取其他共享的資源，所以被一群喪屍追著跑（是分心的事物**也是**壓力來源），很有可能造成你的工作記憶比較不靈光。這種共享資源的假設[4]有一個很有趣的副作用：應該要加強注意力的藥物，例如用來治療注意力缺失症（ADHD）的藥物，經過檢視後發現也可能是能增強認知的藥物（也被稱為「聰明藥」或「益智劑」）。

想想布萊德利·庫伯（Bradley Cooper）在《藥命效應》（Limitless，2001）裡的角色吃了小藥丸以後的狀況，他突然間思緒變得清晰，能記得的更多，而且會注意到周遭環境中每一分鐘的細節。這種虛構的藥物很有可能是作用在這個共享的基礎機制上，這個機制負責調節所有執行控制——不是到讓所有人都變成天才的程度，但你大概理解那個概念。

把「長的」放在長期記憶裡

目前為止提到的都是指儲存一小段時間的記憶而已，那麼這些短期記憶怎麼變成長期記憶的呢？在喪屍如潮水湧來之前，你從來

沒有開過槍，那你現在怎麼會知道一把格洛克 22（Glock 22）手槍裡有多少子彈？為什麼長期記憶很重要？

工作記憶本質上就是只和你用來「工作」所必須的資訊有關，但未來十幾年裡你還記不記得就不是很重要。但當提到擁有「記憶」時，通常指的是回想很久之前發生的事的資訊，遠超過工作記憶時間長度。我們將這種記憶稱為「長期記憶」。

長期記憶能釋放人的認知資源，讓每個人不需要一次把所有知道的東西都放在工作記憶裡。這很重要，因為你不會將每次遭遇到一隻喪屍都當作新的學習經驗，而是將單一經驗類化，利用對該次經驗的記憶來引導未來的行動。所以如果我只看過一**隻**喪屍，或甚至是聽朋友提過喪屍的事，我就已經學到這些活死人是必須要害怕且避開的東西。

儘管工作記憶如何在大腦裡被編碼（神經科學家表達「轉換」或「儲存」的說法）成為長期記憶的原理目前尚屬未知，但是對於需要哪些神經系統才能做到這件事倒是知道得不少[5]。驚人的是，人們關於長期記憶最早的理解，大多數來自一個悲慘的病例：亨利·古斯塔夫·莫雷森（Henry Gustav Molaison），正式文獻通常僅稱他 HM。

關於莫雷森先生的故事有很多本**專書**，所以我們不會提到太多他的生平和經歷（想看看他精彩的生平簡述，我們推薦蘇珊·科金（Suzanne Corkin）的《永遠的現在式：失憶患者 H.M. 給人類記憶科學的贈禮》（Permanent Present Tense）一書，內容是對他的第一

---

4 注意，還有很多其他解釋認知中不同面向互動的理論，共享資源模型只是其中之一（Barrouillet et al. 2004）。但是說到底，一項認知系統的需求會影響到其他系統，並在行為上造成的影響是很清楚的。

5 這麼說好了，心理學對於鞏固記憶的動態有很多了解。我們只是說，目前仍不清楚一切如何在腦中發生。

手觀察，作者是傑出的神經科學家，與莫雷森密切合作研究數年）。

莫雷森先生在還是青少年的時候就發展出了棘手的癲癇症狀，任何抗癲癇藥物都無法控制他的癲癇發作。他在十四歲時開始癲癇發作，當時他一天只有十次小發作（發作期間他會短暫喪失所有認知能力，開始神遊幾分鐘），一週一次大發作（完整、無法控制的抽搐）。二十多歲時，他已經傾向一天會有一次以上的大發作。

癲癇發作是大腦某處的大批神經元出現大量活動的結果。

基本上，這些神經元就會開始不斷地釋放動作電位。當然，正常健康的神經元也會規律地大量放電。但是癲癇發作的放電活動之所以很嚴重，是因為整體的放電量太大，而且這些過度活動的波會在腦中散布。在大發作的時候，這大量的神經元放電會奪去幾乎整個大腦的控制權，造成正常的神經元活動變得無用，直到發作活動消退才能恢復。你可以想像成這樣，正常神經元的電流活動就像海洋中的正常波浪一樣，但癲癇的活動就是強烈的海嘯。

癲癇患者腦中通常會有特定一群的神經元專門開始發動大腦中的海嘯活動。面對比較嚴重的病例，例如莫雷森先生，外科醫生會選擇進行一種複雜的兩階段手術，切除發動海嘯的細胞所在的組織，總共需要數週的時間。首先，外科醫生會大約判定癲癇活動是從腦中的哪一區開始的。他們通常會把腦電圖電極放在頭皮上來判斷，但有時候需要把網狀的電極直接放在大腦上，進行所謂皮層電描記術（electrocorticography）。一旦標記出癲癇活動的中心位置，外科醫生會實質上移除那些神經元，也就是動手術切掉那個部分。莫雷森先生的醫生並不確切知道他的癲癇活動來自何處，但他們

已經知道癲癇發作通常會從腦中一個稱為中顳葉（medial temporal lobe）的區域開始。顳葉基本上就在你的耳朵上方，涵蓋海馬回、杏仁核、聽覺皮質和梭狀回等區域。

因為莫雷森先生的發作實在太嚴重了，所以他選擇進行一項高度實驗性的手術，將所有懷疑造成他癲癇的組織全部移除。這場手術在一九五三年的八月二十五日進行，最後移除了他左右腦的海馬回以及部分的杏仁核（我們在第一章和第四章提過），以一勞永逸地解決他的癲癇發作問題。

值得注意的是，這場手術雖然沒有完全消除他的癲癇，但還是成功地減少了發作的情況。然而，醫生當時並不知道這場手術會永遠改變莫雷森先生的生命，因為有一個預期之外的後果：他再也無法形成長期記憶了。他的工作記憶完好無缺，他能記得剛剛經歷過的事，一清二楚。然而，他保有這些記憶的時間再也無法超過幾分鐘。

好，無法形成或回想記憶，是所謂的**失憶症**（amnesia），字源來自希臘文的「遺忘」。事實上，當中涉及的能力不只一種。明確地說，莫雷森先生在手術過後開始受一種稱為前向失憶症（anterograde amnesia，又稱「順向失憶」）的病症所苦。顧名思義，「前向」是往前的時間，因此這種病症代表他會忘記未來的事，或即將經歷的事。相對於此的是回溯型失憶症（retrograde amnesia，又稱「逆向失憶」），意思是會忘記在特定事件前發生的事，但對於事件後發生的事有清楚的記憶。回溯型失憶症是你會在誇張的電視肥皂劇裡看到的那種失憶症，有人的頭被撞到以後就忘了自己是

誰，然後認識了新的混血兒帥哥，之後會依照劇情所需又想起了自己的名字與過去。其實真正的回溯型失憶症比這更悲慘、嚴重多了。

而受到前向失憶症所苦的人，會在導致失憶症的事件後失去形成新的長期記憶的能力。以莫雷森先生的例子來說，這個事件就是他的手術。然而，對前向失憶症而言，在導致失憶的大腦損傷發生前所鞏固的記憶還是清楚良好地保存著，彷彿一切是昨天才發生的事。事實上任何看過《記憶拼圖》（Memento，導演：克里斯多福‧諾蘭（Christopher Nolan）；2001）的人就會很清楚這些症狀：劇中主角李奧納德（蓋‧皮爾斯（Guy Pearce）飾）將前向失憶症表現得很好（不包括……**以下劇透**……刺青跟大開殺戒的部分）。

莫雷森先生是很罕見的病例，因為單純的前向失憶症很少發生。這是因為只有在大腦兩側非常特定的迴路發生對稱的損傷時，才會導致前向失憶症，通常只有組織**缺氧**（hypoxia）的時候才會發生，這種情況特別容易使海馬回受損。此外也有一些罕見病例是因為維生素嚴重缺乏，導致記憶喪失和前向失憶症。這是與海馬回密切連結的乳狀體（mammillary body）這個大腦區域的易感性（susceptibility）所導致，因為這裡容易因硫胺素（維生素 B1）不足而受損。會造成這種維生素下降的病症包括厭食症、慢性酗酒等，使乳狀體缺乏這種維生必須的養分，陷入飢餓，最終在左右腦死去。這種乳狀體的衰退是威尼克柯沙可夫氏症候群（WernickeKorsakoff 's syndrome）[6]的特徵，這種症候群的特色是記憶瓦解，據信是因為乳狀體扮演的角色是控制海馬回的活動。

莫雷森先生特別罕見的原因在於，手術使他純粹失去了左右腦

的中顳葉；更重要的是，他在手術後立刻表現出非常清楚的認知能力改變，而且有非常良好的記錄。從莫雷森先生自手術中恢復的那天起，到他過世的那一天，他幾乎沒有任何能力記得即將發生或他將經歷的任何事件。很奇怪的是，他在手術後確實學會了一些新東西：他學到了霍華·科瑟（Howard Cosell）是體育主播，他記得了一九七〇年代末電視劇《一家子》（All in the Family）裡亞契·邦克（Archie Bunker）的女婿叫什麼名字。但是儘管莫雷森先生能認出這些人是誰，他卻無法告訴你他是怎麼認識他們的，也無法提供更多關於這些人的細節（像是他們的長相、他們的個性等）。

因此，隨著左右腦的中顳葉都被切除，莫雷森先生再也無法獲得從他一九五三年手術那天之後，到他二〇〇八年過世那天之間任何新的、明確的記憶。

在喪屍浩劫中的重要技能

好，如果本章稍早對工作記憶的討論不足以說服你記憶是極為複雜又難搞的東西，那麼試想下面的情況。莫雷森先生這種患有前向失憶症的人，實際上還是能形成某些類型的記憶。沒錯，莫雷森先生總是在學新東西，它們是一種特定類型的記憶，稱為**程序記憶**（procedural memories）。

我們先前提過，記憶可以粗略地分為「顯性的」（意識可回憶）以及「隱性的」（無意識的）。程序記憶就是一種隱性記憶，最簡單的解釋就是某些類型的習慣——已經做得太多次到接近自動化的

動作。騎腳踏車或是彈鋼琴奏鳴曲,或是把弩上的箭對準遠處喪屍的頭,同時配合時速五英里的風速做調整都是這類的例子。你可能做得到上述每件事,但要描述你是怎麼做的卻有難度。

想像你身處於喪屍浩劫後的世界。頭幾天你過得很辛苦,幾乎活不下去。你撿到了一把手槍(我們前面提過的格洛克 22),你從來沒用過槍,一開始感覺很彆扭。你不知道怎麼重新上膛,你不知道怎麼減緩後座力,你不知道怎麼清理它。每次你碰到那個東西都繃緊神經,每個動作都小心翼翼。你必須很用力去想槍對著的方向,你要怎麼拿著等等。

但是現在一年過去了,你可以在黑暗中看都不看就清槍。你甚至能一邊慢跑一邊打爆動作遲緩的喪屍腦袋。你做這些時都不太需要想太多。那把槍已經成為手的一部份了。從每個動作都想太多,到成為第二本能的行為,這個過程就是程序記憶的關鍵。

學會新動作的能力是所謂的「技能學習」,是由一組我們先前提過的腦部區域所調節的:基底核。

「等一下!」你可能會大喊。「你一開始說基底核的神經元對移動來說很重要,然後你又說它們對工作記憶很重要,現在你說它們負責製造新的程序記憶。你的意思是,這些都是基底核幹的?」

嗯,對,我們想表達的正是如此。

在基底核受損的患者身上看到的諸多問題之中,有一項是一致的,就是他們學習新的、複雜的程序技能的能力。舉例來說,帕金森氏症的患者很難精通彈鋼琴這類連續性的手指運動。他們不一定都有執行動作的困難,但就算練習了幾天或幾週,帕金森氏的患者

似乎都無法和基底核健康的人一樣，有顯著的進步。

　　這些觀察使得研究人員認為基底核的功能之一是學習新的程序性技能。由於基底核也涉及運動執行和決策，顯示這些能力的基本功其實是靠這些位在你的大腦深處的小小區域達成。所以說基底核在「做」程序性學習或運動控制或執行決策可能不是那麼準確。相反的，基底核做的是非常基礎但關鍵的事，當這項功能受損，會影響到所有其他的功能。

　　如同前面所說的，記憶是很複雜的。

巴貝茲迴路和「閃光燈泡」記憶

　　當然，記憶也不是在真空中運作的。某些記憶似乎有些特別。為什麼你幾乎能聽見每個人在你去年的生日會上唱「生日快樂」歌的聲音，卻不記得一個禮拜後收音機裡播著什麼歌？為什麼你似乎能記得婚禮那天發生的事，卻對下一個星期四你做了什麼事毫無頭緒？你是否覺得自己會記得喪屍浩劫爆發的第一天？你絕對會，而且也會記憶猶新！

　　上述的例子的共同關聯，就是人會對自己有情緒重要性的日子記得特別清楚，而較不會記得單調的日常生活。令人震撼與驚訝的記憶都是有特別之處的。事實上，這些類型的記憶被暱稱為「閃光燈泡」記憶，因為它們通常伴隨著令人震撼或驚訝的事件而產生，例如九一一事件、車禍，或卡崔娜颶風。這類記憶極端鮮明與詳細（雖然後來會發現它們不一定都很正確，我們很快就會看到這一

點），彷彿是一項經驗當時帶來的震撼感已經以某種方式加強了那段記憶的鮮明程度。

早在一九三六年，解剖學家詹姆士・巴貝茲（James Papez）就對於記憶與情緒間的連結很有興趣。巴貝茲想著手將他對於情緒與記憶所觀察到的多種行為，統合成一個單一的大腦神經解剖學模型。為了做到這一點，巴貝茲檢視了數量雖少，但不斷增加中的神經科學文獻，發展出一個非常聰明的假說。他認為大腦區域必須相連，才能夠產生閃光燈泡的記憶。這個模型後來成為最早的理論神經科學模型範例之一。

巴貝茲的模型包括非常明確的一組連結：包括像是杏仁核等與情緒有關的區域，與記憶有關的海馬回等區域，以及被認為會監控位在大腦深處的扣帶皮質等區域活動的皮質邊緣區域，三者間都有連結。根據巴貝茲在一九三七年的原始手稿，他之所以會產生連結這些區域的想法，是來自他對感染狂犬病的觀察而提出的預測，這種感染的特徵是「強烈的情緒化、驚厥、癱瘓性的症狀」，而且對於海馬回有特別的影響，這「對於情緒機制的可能位置提供了重要線索。」

這個迴路統稱為**「巴貝茲迴路」**（Papez circuit）。巴貝茲注意到兩個有意思的模式。首先，感染狂犬病病毒的動物和人類都傾向會出現情緒上的困擾。第二，狂犬病會破壞海馬回和顳葉與額葉的其他區域。因此他得到一個結論：這些區域，也就是巴貝茲迴路，對於情緒調節是很重要的。

現在知道，關於記憶與情緒如何連結在一起，巴貝茲所描述的

這個迴路並不完全正確，然而這個迴路大致上抓到了這些區域間的關係的精神。尤其是閃光燈泡的記憶似乎仰賴杏仁核（處理情緒，尤其是恐懼和憤怒）和海馬回（鞏固顯性記憶）的連結。在特別令人震撼的事件發生時，杏仁核會通知海馬回做好準備，要發揮作用，好好地鞏固這些記憶。

但是我們究竟為什麼需要閃光燈泡記憶呢？答案似乎能濃縮成基本的求生。

想想下列的情境：你在深夜時正要穿過墓園走回家，四周又冷又安靜得嚇人。當你穿過某個陰暗的陵墓時，一個半身被有毒廢棄物分解了的喪屍，從傾頹的入口處朝你跳過來，要你的「ㄋ……ㄠ……腦。」這觸發了你的戰鬥或逃跑反應，部分是由你腦中的杏仁核所發起的。如果你聰明地選擇了「逃跑」，並且成功逃離了塔曼的魔掌，那麼你就能活過那一晚。

下次當你在墓園裡亂晃的時候，最好要百分之百確定你不會經過上次那個該死的陵墓。就像匹茲堡的人說的，「騙我一次，你該羞愧；騙我兩次，喪屍就會吃掉你的腦袋。」[7] 因此你的大腦演化成能夠盡可能記住與上次經驗相關的細節，避免你重蹈覆轍。所以我們需要閃光燈泡記憶。

但是一直重複記住一樣的事會產生個問題。這麼說好了，每次你回想特定的記憶時，你的大腦會從鎖在你神經迴路中的記憶痕跡重建那些事件。要是每次你重建這些事件，你都會犯一點錯，而且這些錯誤最後會依附在記憶本身。你可能不小心把看見的喪屍想成穿著紅色的襯衫，但其實它穿的是綠色的襯衫。你下次再想起這些

---

7 對對對，在匹茲堡只有提姆才這麼說。

事件時，你腦中的畫面就會是喪屍穿著紅襯衫。隨著時間過去，這些小錯誤會累積，使得閃光燈泡記憶愈來愈不可靠，因為它們已經偏離原本記憶的事件的真相。它們可能感覺起來是完全真實而且正確的，但是其實不是。然而，很多主要的細節（例如喪屍在墓園裡攻擊你）都還是可靠的，而且也還是很顯著，足以喚醒那個經驗帶來的情緒衝擊。這樣一來，透過我們的閃光燈泡記憶維持基本的資訊，能在事後增加我們生存的機率。

巴貝茲提出的模型拼湊出大腦如何創造閃光燈記憶，多年來這個模型也被多次修改。就像所有的好模型一樣，它的價值在於提供嶄新、能被驗證的假設。

現在既然我們已經對於記憶如何在大腦中運作有了一點了解，讓我們回到我們的活死人朋友老爹和艾德這邊一下，好好檢視他們的行為。

老爹能記得對鈴響做出回應，也確實知道怎麼拿起加油槍以及使用方法（在電影後面他還示範了他知道怎麼做汽油彈）。艾德可以輕鬆記得怎麼使用 Playstation 的手把，但似乎認不出他最好的朋友尚恩。在這兩個例子中，程序記憶（使用加油槍或電玩手把）看來是完好的。事實上，在《活屍禁區》電影後半，我們看到老爹還在教一個啦啦隊員喪屍怎麼開槍，教一個屠夫喪屍怎麼用切肉刀劈開牆壁。喪屍關於這些程序知識的記憶不只完好，而且顯然還能學習新的技能。這強烈顯示喪屍大腦內的紋狀體（見第三章）維持得

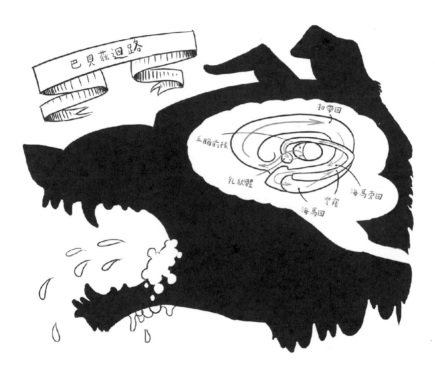

圖 10.2 巴貝茲迴路是詹姆士‧巴貝茲在一九三六年所提出的理論：各自分離不相鄰的腦部區域有連結，以調節記憶和情緒間強烈的行為關聯。

相當健康。這和我們在前面對喪屍運動行為的診斷（同樣見第三章）相符。

那麼我們稱為「工作記憶」的複雜萬物聚合體呢？

這個嘛，記得工作記憶的關鍵特徵是維持記憶一小段時間，以幾秒或幾分鐘計。老爹和喪屍艾德似乎都能維持任務的進行（老爹能教導其他喪屍，艾德能玩電動）。這種持續做他們想做的事的能力，反映出健全的工作記憶。事實上，喪屍在這方面幾乎算得上是在行得過了頭。我們總是看到喪屍在狩獵：喪屍會持續狩獵獵物，直到有使他們更分心的事出現為止。

好，所以像是程序資訊和短期工作記憶這種內隱記憶看起來是完好的。那麼外顯記憶呢？

你必須自問的第一個問題是：「喪屍是否看來記得他們過去的身份，或誰曾是他們的朋友？」答案是令人沉痛悲傷的「**不記得**」。事實上，這是喪屍決定性的關鍵特徵。他們想不起自己以前是誰，也不能明確想起他們過去生活的其他面向。這和回溯型失憶症一致，從他們變成喪屍的那一刻開始，他們就不再能夠存取過去有意識的記憶了。

必須澄清的是，有些無意識的記憶可能會浮現。比方說，如果你活著的時候很喜歡去逛購物中心，那麼你可能變成步履蹣跚的活死人的時候還是會去購物中心，但這並不代表你保留了在購物中心的愉快記憶，你只是有去那裡的潛意識的渴望。

出於這個理由，以及失去先前的外顯記憶，我們強烈主張喪屍也無法儲存長期記憶。事實上我們在第七章已經討論過這一點。一

個被轉移注意力的喪屍看起來像是忘記了獵物原本在哪裡，因為那個資訊已經離開了它的工作記憶。我們在老爹第一次出場時就看到了這一點。當他走到加油機那裡拿起加油槍時，似乎就已經忘記了自己為什麼會站在那裡，到底在做什麼。因為從鈴響到他拿起油槍之間，已經過了太久的時間了。

根據神經學研究文獻，這種前向失憶症很可能來自於海馬回或乳狀體萎縮，或是這兩個區域和大腦其他地方失去連結。由於人類的肉（和大多數紅肉相同）含有大量的硫胺素，所以活死人似乎不太可能因為硫胺素不足導致乳狀體受破壞[8]。因此我們懷疑喪屍傳染病之所以會蔓延，部分原因可能是海馬回遭受破壞。

這種後天的失憶症代表喪屍只能對當下的事件立即採取行動，只要過了幾分鐘，有意識的記憶流就會被打斷。要有這麼嚴重的失憶症症狀，我們的假設喪屍受試者必定在左右腦的海馬回都受到嚴重破壞。不論是病毒破壞了他們的海馬回，或者喪屍只是因為嚴重的維他命缺乏而出現這些症狀，比較保險的說法是，他們已經失去形成新的「非生命」記憶的能力。

對於真正的喪屍迷來說，這並不太意外。在喪屍宇宙的某些變種版本裡，某人記憶的完整性可以用來判斷他「感染」的嚴重程度。最值得一提的，應該是格蘭特後後喪屍浩劫的《新聞血肉》（NewsFlesh）宇宙。在這三部曲裡，被懷疑出現「病毒放大」（viral amplification，也就是變成喪屍）的人會被詢問一系列自傳性的問題。如果你不記得自己的名字，或是你在哪裡長大，那麼不幸的下一步就是你在轉過身前，腦袋就會挨轟子彈。這對於活在喪屍浩劫前的

---

8 不過喪屍的消化道功能可能不完全健全，所以他們的身體很難吸收人肉的養分。

世界的你有什麼意義呢？喪屍大腦差勁的記憶力能你鬆一口氣啊，朋友！他們的記性之差，只要你躲得夠久，就會有別的事物轉移那些追著你的喪屍的注意力，然後他們就會忘記你了。

資料來源與延伸閱讀

Awh, E., and E. K. Vogel. "The bouncer in the brain." Nature Neuroscience 11 (2008):5–6.

Barrouillet, P., Bernardin, S., and Camos, V. "Time constraints and resource sharing in adults' working memory spans." Journal of Experimental Psychology: General 133 (2004):83–100.

Corkin, Suzanne. "What's new with the amnesic patient H.M.?" Nature Reviews Neuroscience 3.2 (2002):153–60.

Corkin, Suzanne. Permanent Present Tense: The Unforgettable Life of the Amnesic Patient. New York: Basic Books, 2013.

Gazzaniga, Michael, Richard B. Ivry, and George R. Mangun.

Cognitive Neuroscience: The Biology of the Mind. New York:W. W. Norton & Company; 2008.

Kane, Michael J., et al. "Working memory, attention control, and the N-back task: A question of construct validity." Journal of Experimental Psychology: Learning, Memory, and Cognition 33.3 (2007):615–22.

Kirchner, W. K. "Age differences in short-term retention of rapidly changing information." Journal of Experimental Psychology 55.4 (1958):352–58.

Miller, E. K., and J. D. Cohen. "An integrative theory of prefrontal cortex function." Annual Review of. Neuroscience 24 (2001):167–202.

Papez, James W. "A proposed mechanism of emotion." Archives of Neurology and Psychiatry 38.4 (1937):725.

Pasupathy, A., and E. K. Miller. "Different time courses of learning-related activity in the prefrontal cortex and striatum." Nature 433 (2005):873–76.

Scoville, W. B., and B. Milner. "Loss of recent memory after bilateral hippocampal lesions." Journal of Neurology, Neurosurgery, and Psychiatry 20.1 (1957):11–21.

Shiv, B., and A. Fedorikhin. "Heart and mind in conflict: The interplay of affect and cognition in consumer decision making." Journal of Consumer Research 26.3 (1999):278–92.

Voytek, B., and R. T. Knight. "Prefrontal cortex and basal ganglia contributions to visual working memory." Proceedings of the National Academy of Sciences 107 (2010):18167–72.

11

用科學力抗
喪屍浩劫！

「目前已經證實在近期死亡的人全都復活了，
並且做出殺人的行為……那些尚未入土的死者
都死而復生，開始找尋人類受害者了。」

——新聞播報《活死人之夜》（1968）

在經過了不知道多少個小時（天、星期……）讓你把這本書看
到這裡，希望你已經稍微了解人類的大腦是如何運作，對喪屍可能
也有些了解了。在這段走進人類心智的短暫知識之旅中，我們探討
了不少主題：

· 大腦如何讓人睡著與清醒？
· 神經系統如何讓我們移動？
· 飢餓、恐懼、憤怒等感受的本質是什麼？以及更重要的是，它們
  如何和大腦有關？
· 人是怎麼交談，或了解他人說的內容？
· 我們怎麼辨識一張臉孔是屬於誰的？
· 自主控制和自我的感受有多麼短暫？
· 記憶的本質是什麼？

　　大腦是一坨還挺複雜的東西。雖然目前對大腦以及它如何產生認知並不是全然的了解，但我們所知的程度，足以得出一個粗略的模型，說明喪屍的大腦是怎麼回事。

　　就像早期神經學家得努力合理化他們所遭遇到的無數件有意思的病例，我們現在也能拼湊本書收集的所有資訊，為喪屍傳染病提出正式的診斷，說明這對大腦會有什麼影響。

喪屍症候群診斷書

- **診斷結果**：意識不足過動症（Consciousness Deficit Hypoactivity Disorder，CDHD）

- **症狀**：CDHD 是一種後天的病症，患者會表現出缺乏對行動的控制力，出現昏沉與疲勞的運動動作（**運動感覺缺失**：akinesthesia）、喪失愉快的感受（缺樂症；anhedonia）、一般性的語言失能（失語症）、記憶受損（失憶症），以及無法壓抑與食慾相關的行為，例如進食或有攻擊性的「戰鬥或逃跑反應」。CDHD 患者在辨識熟悉的物體或個人時通常會表現出嚴重的障礙（失認症），有持續性睡眠混亂，以長期失眠表現，導致後續的「清醒譫妄」狀態。CDHD 患者也會呈現反社會行為模式（例如嘗試咬或吃掉人類），而且這些典型的暴力行為僅會針對活人。但他們確實會對其他受感染的個體表現出極為強烈的正向社交行為，證據是他們會群聚；受感染個體形成的群體也會有「集體智慧」。

- **亞型**：CDHD-1，也稱為「行動遲緩喪屍」，表現出較為嚴重的運動感覺缺失，因為他們動作非常慢而且不協調。CDHD-2，也稱為「身手矯捷喪屍」，完全沒有表現出運動感覺缺失。

CDHD 為什麼會有兩種亞型，目前依舊是一個未解的問題，不過我們能推測背後的病原學。觀察（例如《活死人》系列電影）顯示，CDHD-1 亞型會需要數分鐘、數小時，甚至更久的時間才能死而復生。相反的，許多 CDHD-2 的變種喪屍被觀察到（例如在《28 天毀滅倒數》中）在感染幾秒鐘內就會變身。這些個體表現出形式特別強大的 CDHD-2 變種。

這些觀察使我們形成了**死者復甦時間假說**。這個假說的基礎是，循環系統會在死亡當下停止，養分與氧氣再也無法抵達大腦：大腦出現組織缺氧。我們假設，儘管處於一個異常的狀態，但當受感染的個體以喪屍形態復活時，基本的血液循環和葡萄糖消耗會重新延續（此時大腦再次獲得葡萄糖，只是是透過攝取人類血肉的方式）。大腦缺乏氧氣和養分的時間愈久，受損的範圍就愈廣。因此，根據復活時間假說，CDHD 傳染病透過了某種未知的機制產生突變，或在不久前的過去發生適應變化，使復活所需的時間縮到最短，運動與空間系統因組織缺氧造成的損傷也降到最低，使患者的狩獵能力獲得改善。

神經起源：CDHD-1 和 CDHD-2 亞型都很有可能源自於大腦許多不同區域的變化。這些神經功能方面的變化來自於缺乏活動（也就是減少活動，主因很可能是生理上的損傷）的綜合結果，以及多個大腦網絡裡的活動改變。

CDHD 最有可能導致下列大腦區域缺乏活動：

顳葉——所有 CDHD 患者都很有可能有包括梭狀回、上顳葉溝、中顳葉、顳頂交界區（威尼克區）等側顳葉多個區域的長期病

灶。梭狀回的損傷會破壞辨識臉孔的能力（面孔辨認缺失症）。這種失能可能會促使 CDHD 患者明顯表現出卡普格拉妄想症。上顳葉溝的損傷會破壞處理情緒性臉部表情的能力，導致對他人情緒一般性的冷淡行為。顳頂交界區受損會導致對語言的理解出現嚴重困難（流暢失語症），使得溝通困難或無法溝通。最後，中顳葉，尤其是海馬回以及周邊區域的損傷，會導致無法形成任何新的外顯記憶，也無法正確地在環境中找到方向。

頂葉── CDHD-1 感染很有可能導致左右腦雙邊後頂葉皮質的病灶，尤其是沿著後頂葉的背側部位。這種損傷會造成顯著的視覺失能，包括無法自主分配注意力（抽離注意力缺失）、無法輕易轉移目光或移動眼球（動眼失用症）、一次無法感知超過一樣物體（同步失認症）。關於空間注意力的這類問題也可能使得協調性與一般運動控制變得困難。頂葉下部的病灶可能也會導致工具使用的困難（精神性運動失用症和聯想障礙性失用症）。受 CDHD-2 亞型感染的個體，在這個通道應該不太會有這麼多的損傷。注意，儘管受感染的人對疼痛刺激物沒有反應，但 CDHD 患者的頂葉最前端的體感覺皮質應該是完好的。

額葉── CDHD 兩種亞型都會表現出額葉區域廣泛的損傷，尤其是眼窩額葉、背外側前額、下額葉以及前扣帶皮質這些地方。眼窩額葉皮質的損傷會導致無法抑制不適當的反應，尤其是衝動的戰鬥或逃跑反應，以及抑制獎勵回饋感受（缺樂症）。受感染的人會表現出非常衝動的行為。背外側前額皮質受損會造成決策能力以及其他高等認知功能失調。下額葉皮質，尤其是布洛卡區的病灶，

會導致產生話語的功能受損（表達性失語症）。最好的情況是有些簡單的話語產出還是維持完好，只是會有電報式語彙的特徵。最後，扣帶皮質受損和衝突監控的失調是一致的；個體可能會因為對獵物有情緒依附以及有想吃掉他的渴望而感到衝突，但不會抑制進食的渴望。由於扣帶皮質在衝突監控裡的角色近年來出現了一些爭議，所以我們就避免進一步推測 CDHD 患者所感受到的衝突程度（參照《殭屍哪有那麼帥》）。然而，扣帶皮質受損很有可能導致「情緒疼痛」通道受到干擾。這代表受感染的人可能會在頂葉的體感覺皮質有疼痛感，但不再有能力加以關注，因此經常會被許多醫生錯誤診斷為 CDHD 感染者對疼痛不敏感（痛覺缺失）。

　　小腦──CDHD-1 感染很有可能表現出小腦分散式的衰退現象。這樣的損傷可以解釋嚴重的協調困難。個體會表現出橫向站姿，笨重的步伐，以及伸手和抓取的困難。小腦的衰退也會導致說話含糊不清（發音不良），時間感知困難，以及無法順暢地移動眼球（眼球震顫）。感染 CDHD-2 的個體很有可能免於廣泛的小腦損傷，因此不太會表現出上述的嚴重動作困難。

　　下丘腦──前下丘腦看來也是所有 CDHD 病例都有病灶的地方。下丘腦的腹外前視核（VLPO）受損會使得順利開始睡眠的能力受損，因此 CDHD 患者會長期清醒。丘腦弧形核裡對瘦素敏感的神經元也顯示受損，導致持續的飢餓感或無法感受到飽足。

　　中腦──CDHD 兩種亞型患者的中腦上疊體很可能都受損了。受感染的個體不會表現出受視覺驅動的反身迴避反應。相對於這種失能，運作完好的上疊體能讓人有快速的反應性動作。

CDHD 最有可能導致下列大腦區域活動過度：

杏仁核——杏仁核看似是 CDHD 患者最過度活動的區域。這會導致戰鬥或逃跑的行為被強化，主要由攻擊性行為的「戰鬥」的變體所主導，導致增加的衝動性、反應式的侵略性。這種行為發現顯示 CDHD 患者的杏仁核在導水管周邊灰質（periaqueductal gray）的投射可能受到強化。

下丘腦——下丘腦後方的結節乳突神經核似乎會過度活躍，導致腦幹的網狀活化系統長期啟動。這一點，加上 VLPO 核的失能，也許就能解釋受 CDHD 兩種亞型感染的個體為何會長期活動而不需睡眠。除此之外，下丘腦的弧形核對飢餓肽的敏感度似乎會加強，導致缺乏飽足感，因此食慾相當持久。

CDHD 患者的大腦似乎沒有改變的部位包括：

初級感官區—— CDHD 患者處理視覺、聲音、氣味、觸感和味道等早期感官訊號的皮質區可能都很完好。我們的結論是，缺乏對於疼痛刺激物的反應不是來自於初級體感覺皮質，這個區域會標記身體上的痛感；缺乏疼痛反應是來因為患者處理對疼痛情緒反應的較高層級的皮質區受損。因此，患有 CDHD 的個體似乎會利用來自所有感官的可取得資訊，但缺乏對於這些刺激物的任何情緒或相關的生理反應。

皮質運動區和基底核—— CDHD 患者額葉的前運動區和初級運動皮質都看似完整，雖然 CDHD-1 的患者會表現出嚴重的運動缺陷，但這些特徵都是小腦受損導致。所有 CDHD 患者的基底核看起來都是保持完好的。受感染的個體在發起動作或決定方面不會表

現出任何問題，他們也不會有只有基底核出現障礙才會導致的休息狀態型顫抖（resting tremors）。因此我們的結論是，CDHD-1 患者特別顯著的運動障礙並不是因為發起動作或傳送訊號到脊椎以收縮肌肉的功能受影響，他們主要的運動失調來自於無法即時修正因為小腦受損而出現的小型運動錯誤。

除此之外，根據行為觀察的結果，兩種 CDHD 亞型據信都能體驗到回饋獎賞的感覺，至少在他們發現吃人肉是一個要被滿足的渴望的這個範圍內是如此，不過他們可能也有普遍的缺樂症。獎賞回饋感也是由基底核的腹側通道所調節，因此可確認 CDHD 患者的這些通道也還是完整的（不過眼窩額葉相關的獎賞處理是有缺陷的）。

丘腦——CDHD 患者的丘腦功能看起來是維持完好的。雖然一些行經丘腦的神經訊號處理可能受損，但是一般性的丘腦功能看來都保持正常。

腦幹——除了我們相信來自下丘腦的輸入會導致網狀活化系統過度活躍之外，所有的腦幹功能看起來都是正常的。

總結來說，CDHD 患者這系列的腦部改變反映出喪失了新皮質區裡所謂「高階」認知區域的功能；CDHD-1 亞型還反映出小腦的退化。大部分受感染影響的皮質區都是**聯合**區，學界認為這些區域與決策以及複雜行為的產生有關。因此我們的意見是，廣布的聯合皮質失能導致海馬回和杏仁核這類的深腦區出現次級改變。大部分很可能沒有受到 CDHD 損害的皮質區，反映的都是**初級**皮質區域。這些區域是與外界的主要互動介面，是與環境最初級的接收者（以

感官區域而言）或是互動者（以運動區域而言）。

───────

如果退一步，看看神經元可能發生了什麼改變才能解釋喪屍的行為，會很清楚地發現大自然之母（或是造成 CDHD 災難的超自然力量）非常聰明。大腦必須發生非常明確的變化，才能夠綁架人類的意識與自主行動（也就是自由意志），但同時又保留了狩獵所必須的所有其他腦部功能，顯示這是精挑細選後的成果。隨機的大腦損傷不會造成喪屍傳染病出現。

這表示感染會略過那些傳播感染所必須的神經組織。憤怒、飢餓、嗅聞、看見、啃咬等基本動作所需要的區域似乎都還保持完好，但是那些製造複雜思想、預測性決策或有意識地形成與回想回憶的區域就會被抹滅。這樣的改變會造成罹患 CDHD 的個體幾乎只會有自動化、刺激物驅動的行為。透過增加侵略衝動和飢餓感，這種傳染病會創造出對滿足感的強烈渴求；然而這種傳染病又會移除感到滿足的能力（因為下丘腦有部分受損），因此儘管才剛進行過殺戮，受感染的個體還是會持續出現侵略性以及滿足飢餓的行為。

但這種精心安排的複雜大腦綁架實例在自然界其實並不少見。讓我們來瞧瞧。

要想綁架大腦⋯⋯大自然之母會從何下手

在過去的八十年裡，許多人提出各種假說想解釋喪屍傳染病的

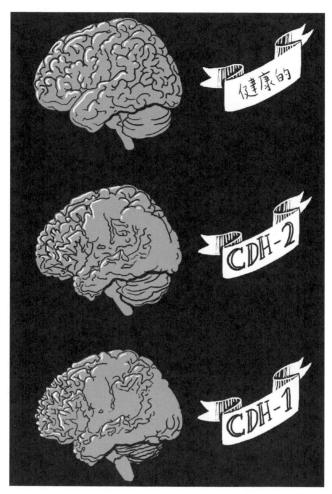

圖 11.1 最上方是健康個體的大腦。一旦人類被喪屍咬到後進入死亡狀態,大腦會開始腐壞,因為無法再獲得養分。這些很快地(幾秒到幾分鐘)以喪屍身份復活的個體會有最低程度的萎縮,呈現CDHD-2亞型(也就是身手矯捷的喪屍)。這是因為大腦沒有長時間缺乏氧氣和其他養分,因此損傷比較不嚴重。比較長時間後才復活的人就會表現出比較典型的 CDHD-1 亞型(也就是行動遲緩的喪屍),因為他們的大腦飢餓的時間比較長,受損也比較嚴重。關於身手矯捷與行動遲緩的喪屍之間差異的解釋,我們稱為死者復甦時間假說。

病原學，包括：

- **太空放射線**——（《活死人之夜》、《慧星之夜》）
- **化學武器或毒氣**——（《芝加哥打鬼》、《異星戰場》（Planet Terror））
- **生物感染**——（《28 天毀滅倒數》、《惡靈古堡》）
- **基因改造**——（《惡靈古堡》）
- **心理傳染**——（《幽靈電台》（Pontypool））
- **寄生蟲**——（《殭屍小鎮》（Zombie Town）、《撕裂人》（Slither））
- **魔法**——（《白僵屍》（White Zombie））
- **超自然附身**——（《屍變》（Evil Dead）、《死雪禁地》（Dead Snow））
- **極度的憂鬱 / 冷漠**——（《殭屍哪有那麼帥》）

雖然對於電影製作人或一般的恐怖電影迷來說，上述每個聽起來都像是合理的假設，但是其實大部分都過不了身為科學家的我這一關。

在真實生活中，大腦怎麼會被綁架呢？原來這種綁架根本是大自然之母的專長。下面就是幾個真實世界的例子。

一點也不遜的的蟲類

彷彿做為一隻蟲活著還不夠慘一樣，昆蟲看來最容易成為神經元綁架的受害者。事實上，喪屍病對於那些研究昆蟲的人來說根本不是新鮮事，而是非常真實、極為常見的情況。這種疾病常見的程度，甚至能在專業昆蟲學期刊裡看到「喪屍傳染病」這個字。

冬蟲夏草（Cordyceps）這種蕈類就是一個例子。以一個外表不比任何常見的香菇複雜的相對簡單有機體來說，冬蟲夏草非常聰明：它知道怎麼佔領昆蟲的心智。

玩過電玩《最後生還者》（The Last of Us）的人一定很熟悉這個概念。寄生蕈類的孢子會感染人類，於是這些人會變成非人生物，通常會在頭上長出奇怪的附屬物。被感染的非人蕈類生物會到處跑，尋找未受感染的人，把孢子傳給那些受害者，然後繼續這個循環。

如果你把「人」換成「螞蟻」，這個故事就幾乎每天都在世界各地的雨林中上演（Evans et al. 2011）。冬蟲夏草的生命週期從小小的孢子落在一隻沒料想到自己命運的螞蟻身上開始。剛開始，螞蟻的行為和沾上孢子前沒有太大差別。可是慢慢地，牠不再會進行身為蟻群一份子的正常義務，而是會開始表現得有點奇怪、焦躁。因為牠的行為太奇怪，有時候其他螞蟻甚至會把牠趕出蟻群。

這就是事情開始變得恐怖的時候了。當感染發揮了完全的效果，冬蟲夏草會完全綁架組成螞蟻大腦的神經節細胞（ganglion）。這種蕈類會讓生物爬到樹的高處，通常是蟻窩上方某處的樹葉。正常來說螞蟻是不會這麼做的，可能是因為這會讓牠們暴露在被掠食的風險中；然而，遭到感染的小朋友已經不再能控制自己的行動了。這種蕈類會強迫螞蟻用下顎咬住樹葉，讓自己卡在原處。接下來，冬蟲夏草就會殺死它的宿主，從螞蟻的頭部竄出一根小莖，就像電影《異形 2》（Aliens，導演：詹姆斯・卡麥隆；1986）裡那樣。這個小小的附加物接著會釋放出更多孢子，如果成功，孢子就會下降，

感染蟻窩裡其他的螞蟻，重複這個循環。

這個過程優雅又簡單：感染、喪屍化、重複。

受控制的蠕蟲

綁架大腦和類喪屍的行為並不僅限於葷類和螞蟻。自然界裡有些蠕蟲，很像是電影《撕裂人》（導演：詹姆士‧岡恩；2006）那樣，有辦法能進入你的腦袋。是實際上的進入腦袋。

想像你自己是**池塘水虱**（Gammarus lacustris），一種小型的海洋甲殼綱動物。你在海床上游泳，吃著海藻，可能三不五時下個蛋。只要你不要游得太遠離海床，接近那些危險的掠食者（也就是魚）的話，你的生活過得挺好的。

但是在你們之間，有另一個危險的掠食者是你可能沒有意識到的。棘頭蠕蟲，一種屬於**棘頭動物門**（Acanthocephala）的小蟲，必須在魚的腸道裡才能完成它的生命週期。但是那不是個容易進去的地方，畢竟（一）一隻蠕蟲真的太小了，魚根本看不到，所以它沒辦法讓自己看起來像是一頓美味佳餚，讓魚吃掉它以進入腸道，以及（二）從沙地開始的旅程對一隻蠕蟲來說實在太困難了。所以它不是靠自己，而是以一種殘忍又聰明的方式利用你，一隻毫不起疑的池塘水虱。

是這樣的，棘頭蠕蟲會鑽進你的身體，一路直達你這小甲殼類的大腦（Moore 1995）。你沒聽錯：一隻蠕蟲會真的鑽進入你的神經系統，控制你的大腦。

剛剛被感染的時候，你會做出所有你絕對**不應該**做的事：你會

突然覺得有一股衝動想要朝光源游過去（「向光去吧！」），直達水面。去那些危險的魚所在的地方。這對你來說是個壞消息，但對控制你的蠕蟲來說是好消息。

還好你不是池塘水蚤，對此你要心懷感激。你能想像腦子裡有一條蠕蟲是什麼樣子嗎？

嗯，做好再也睡不著的心理準備吧。原來人類的大腦也可能有蠕蟲跑進去。條蟲（tapeworm）感染就是鑽進你的大腦裡。有時候，甚至是一群蟲鑽進你的頭裡。

（如果你不想再繼續看下去，不想知道這一切，只想過著無憂無慮的快樂生活，我們完全能了解。）

這種狀況稱為神經性豬囊尾蚴病（neurocysticercosis，Sotelo et al. 1985），比你想像得還要普遍。它是這樣開始的。有些人的體內有條蟲寄生，通常是因為吃了受污染的肉類。這些條蟲最後會產卵，卵會經過腸道，就像你吃的東西一樣，變成大便離開你的身體。

可是在衛生條件不佳的地區，污水有時候會和飲用水或調理食物用水混在一起。在這些地方，微小的條蟲卵有時候就會進入食物當中，被人攝取。一旦被吃下肚，這些條蟲幼蟲就會經由為大腦供應神經元運作所需的養分的大型血管進入你的大腦。每一隻條蟲都會附著在血管壁上，做出一個小袋子，讓它們安全地裡面生活，再從經過的血流中以虹吸方式攝取養分。

壞消息是，現在有一隻蟲住在你的大腦裡了。好消息是，和池塘水蚤不同，條蟲不會綁架你的大腦，它只是占你便宜，利用你的血液供應。事實上，你不太會看到神經性豬囊尾蚴病感染造成的影

響，除非你體內有非常多——大概數十隻——條蟲，那它們就會開始造成你的大腦損傷，因為它們奪取了你腦中太多的空間。

因此，儘管人類腦中確實會有蟲，它們也不一定會控制你的行為。至少還不會。誰知道演化對那些感染我們大腦的條蟲有什麼打算呢？

貓屎會讓你瘋狂

雖然大腦裡的蟲可能不會讓你做出一般不會做的事，但是不要以為你絕對不會是大腦綁架的受害者。人類的大腦被寄生性有機體操控的歷史也是很漫長的。

其實貓屎就可以綁架你的腦了[1]。嗯，不是屎本身，是住在裡面的小小生物：**弓蟲**（Toxoplasma gondii），這是一種單細胞有機體，生命週期相當有意思。一切都是從兩個很喜歡對方的微生物進行繁殖性行為開始的。顯然，弓蟲唯一會「有感覺」的地方，剛好是貓的腸道內側。

就像微生物愛情故事該有的橋段，最後會有小小的微生物新生命誕生，和腸道裡的其他東西一起進入這個世界。在這個情況下，它們會被包在小小的囊胞裡，好在腸胃外的嚴苛世界裡生存，並且希望會有別的貓踩到這陀屎，這樣小囊胞就能在貓進食時進入牠的嘴巴，從這裡又回到了腸道，繼續做愛。

而這就是弓蟲的生命週期開始有意思的地方了。如果囊胞被不是貓的動物吃掉了會怎麼樣？這不代表那隻弓蟲就會抱持獨身主義度過一生，它反而會好好愛自己，開始無性生殖（也就是複製）。

---

1 我們又再次回到了屎。這只是其中一章而已。

隨著感染發展，宿主動物會開始發生類流感的症狀，出現還算無害的症狀，稱為「弓蟲症」（toxoplasmosis）。這些症狀通常會消失，受感染的動物（人類或其他）看似完全康復（但我們必須指出，弓蟲症對於人類胚胎相當危險，所以一般建議孕婦不要處理貓砂盆或是以其他方式接觸到貓的排泄物）。

至少那個人或動物**看起來**是康復了。

事實上，弓蟲並沒有放棄回到貓科動物的腸胃裡，它只是改變了策略，開始進行一場小的（真的很小）的游擊戰。它會重新建立沒有起疑的宿主的大腦連結。

假設你是一隻感染了弓蟲的田鼠。身為一隻田鼠，正常來說你不會喜歡接近貓，因為牠們可能會把你吃了。事實上，像是老鼠和田鼠這些齧齒類動物似乎天生就會恐懼貓科動物（Zangrossi and File 1994）。演化已經懲罰了那些不怕的了。

這種對貓科動物的恐懼不是把貓當成家的弓蟲所樂見的。一個微生物可以怎麼做呢？這個嘛，弓蟲會改變受感染的宿主（你）的神經作用，讓他們（你）整體而言比較不害怕，也會做出風險愈來愈高的決定（Webster 2001）。你變得更大膽，更不會規避風險。你比較不會在意有沒有貓在你旁邊，因而比較容易變成貓的午餐。對你來說很糟，但是對這個想找機會到貓科動物的腸胃打炮的微生物來說很棒。

但既然你不是齧齒類動物而是人類，這當然不會發生在你身上吧？

錯了。

雖然我們人類已經不是貓的食物了（至少不像是我們的祖先以前可能的那樣），但就像前面說過的，人類也會被弓蟲感染。有弓蟲潛伏在體內的人類和齧齒類動物一樣，會開始出現個性的改變。他們會表現出情緒上的疏離，減少對風險的規避。基本上，他們會停止在意高風險的行為。根據喬安・偉伯斯特（Joanne Webster）在二〇〇一年的回顧，有些研究發現：

從衡量個性因子的問卷可看出遭受 [弓蟲] 感染者與未感染者的群體差異。舉例來說，感染者的「超我」分數較低，「虛榮」分數較高，研究作者得出的結論是，這暗示他們較有可能無視所處的社會裡的規則，比較有疑心病、易嫉妒以及固執。[p. 1041]

我們不完全知道這種微生物是怎麼影響宿主行為改變，導致個性上的轉變。但是很清楚的是，這些改變都與大腦的變化有關。因此，微小的單細胞有機體完全有可能掌管我們複雜的神經迴路。

當然，弓蟲感染的症狀和 CDHD 完全不同。不過這種感染也使我們清楚知道，外來的病原體要綁架我們的大腦，改變我們的行為是可能的。

喪屍浩劫中的生存學

雖然自然之母已經清楚表現出大腦綁架是可能的，但我們還是不知道 CDHD 傳染病的源頭。沒有這方面的知識，就不可能有治癒的解藥。不過這不表示科學沒有辦法處理喪屍病。

所以在喪屍浩劫發生時，科學能幫上我們什麼忙呢？

刺激大腦（請勿在家嘗試——拜託先不要）

科學能協助處理喪屍浩劫的一個方法，就是從源頭對抗這個災難：大腦。如果是因為一種形式的神經重新連結造成了 CDHD，那麼科學自己就能重新駭入大腦。這對神經科學來說不是什麼新鮮事。

想想帕金森氏症的例子。我們在第三章提過，帕金森氏症來自於基底核裡失去了特定種類的神經元（尤其是在稱為**黑質**（substantia nigra）的核裡的細胞）。目前還不清楚為什麼這些細胞會開始死亡，但是知道一旦黑質裡的細胞開始消失，大腦就會失去神經傳送素多巴胺的主要供給。這會造成整個基底核迴路無法正常運作，很像是你的車子裡的正時皮帶運行不順的情況，使得相當重要的運算迴路的逐漸失去準確的時機，系統變得不穩定，就會造成帕金森氏症的那些症狀。

修正這些問題的一個方法，就是想辦法利用正常運作的細胞取代黑質裡失去的細胞。植皮手術可以取代受損的血肉，那麼為什麼不能對大腦做類似的事？科學界確實在某些患者身上嘗試用胚胎幹細胞這麼做過，概念是這些幹細胞會成長成健康、可產生多巴胺的神經元，然後變魔術一樣，失去多巴胺的問題就解決了。

可惜的是，這些實驗性療法目前為止都沒有成功。這是因為患者體內有某個東西（目前仍未知）會攻擊在黑質內製造多巴胺的細胞。用新的細胞取代死亡的細胞不是長久之計，因為不管是什麼殺死了原本的細胞，那東西都會攻擊被移植進去的新細胞（Widner et al. 1992）。

　　那科學可以怎麼做呢？這個嘛，如果你無法只解決問題，就乾脆改變整個系統。於是，重新駭進帕金森氏症患者大腦最有成效的方法，是處理黑質細胞死亡**所導致**在迴路裡（在下游）發生的問題。在醫學上，他們植入微晶片去改變整個基底核系統本身的運作。這個過程被稱為**腦深層電刺激**（deep brain stimulation，DBS）。

　　DBS 原理是這樣的。記得嗎，基底核迴路基本上就是一堆小小的運算迴路。一開始是細胞將它們的軸突伸入皮質裡的紋狀體，然後用稱為麩胺酸的神經傳送素打開一堆細胞。這就是直接通道的開始（見第三章）。然而，「打開」這些細胞不代表整個迴路都打開了。大自然沒有那麼簡單。這些被「打開」的細胞其實會利用神經傳送素 GABA（迦瑪氨基丁酸），在稱為「**蒼白球**」（globus pallidus）的區域裡「關掉」它們交談的那些細胞。這些被關掉的細胞，有些會自己關掉它們在視丘下核（subthalamic nucleus）交談的其他細胞。這種「將『關掉』的功能給關閉」是我們神經科學家稱為「消除抑制」（disinhibition）的過程，和「負負得正」是一樣的概念。這些在視丘下核的細胞現在又再次進入興奮狀態，代表它們會刺激與它們連結的那些細胞。所以透過關掉在蒼白球裡抑制型細胞的放電，視丘下核的放電會**增加**。

　　覺得很難懂嗎？事情現在還要變得更複雜一些。

　　這些在視丘下核處於興奮狀態（被打開）的細胞現在會刺激在蒼白核裡其他群的細胞，而這些細胞反過來，會「關掉」在丘腦裡那些會「打開」新皮質細胞，關閉運算迴路的細胞。

　　雖然聽起來很複雜，但如果你把「打開」想成「正一」，「關掉」

想成「負一」，那就是很簡單的乘法運算了：

- **第一步**：紋狀體到蒼白球：開 × 關 ＝ 關
- **第二步**：蒼白球到視丘下核：關 × 關 ＝ 開
- **第三步**：視丘下核回到蒼白球：開 × 開 ＝ 開
- **第四步**：蒼白球到丘腦：開 × 關 ＝ 關
- **第五步**：丘腦到皮質：關 × 開 ＝ 關

　　基本上，透過打開紋狀體裡的抑制細胞，直接通道就會打開在丘腦裡那些會對皮質回話的細胞。如果你只想知道打開直接通道就會打開丘腦，那這樣就夠了。但是你就錯過這個迴路的錯綜複雜之處了。

　　帕金森氏症患者的這個過程的關鍵就在第一步。在這裡，來自黑質的多巴胺像是一種平衡器以及時機的調整器，負責確定整個系統處於平衡狀態。如果這在第一步沒有發生，那麼剩下的過程就會失效。

　　現在我們來到了駭進大腦的關鍵部分。注意，第二到第三步形成了一個小迴路，就像我們在第三章講到基底核的時候描述的那些迴路。蒼白球抑制視丘下核，而視丘下核反過來再次刺激了蒼白球。如果在第一步因為沒有多巴胺而處於「關掉」的時機，那麼這個小迴路就不會正確運作，視丘下核就會處於長時間「開」著黑質裡的抑制細胞的狀態。這代表丘腦會長時間處於鎖住的狀態。

　　這個迴路的關鍵部分，也是迴路裡最容易駭進去的地方。外科醫生可以利用 DBS 植入小小的電極到視丘下核。這個電極一打開，就能沖刷掉所有進入核的無效輸入訊號，讓視丘下核無法運作。這

就能釋放它對蒼白球的掌控，反過來釋放了丘腦，讓它能再次刺激皮質。

這個電極不過才幾毫米大，就能讓帕金森氏患者能名副其實地按一個按鍵，就能關掉他們的症狀（Perlmutter and Mink 2006）。利用一個植入患者胸口的裝置，醫生（或患者）就能扳動開關，控制電極。理想上，如果手術成功（不幸的是，這個手術不是對所有患者都這麼管用），所有因為這個疾病導致的顫抖、遲緩、情緒變化都幾乎會立刻消失。

那麼其他形式的控制呢？DBS 除了減輕症狀外，還有別的用途嗎？

在一篇二〇〇二年發表的文章裡，塔文（Talwar）與同僚提出一項研究成果，他們利用類似形式的神經刺激物打造了一隻能遙控的田鼠。在這項研究中，研究人員植入了三個電極到田鼠的腦中。一個電極放在大腦中會引發獎勵感受的區域。當研究人員啟動這個刺激物時，田鼠會感覺很開心。另外兩個電極則放在大腦裡分別處理來自左右鬍鬚刺激的區域。如果研究人員想要田鼠往左跑，他們就會刺激左邊鬍鬚區（也就是大腦中感覺來自左邊鬍鬚刺激的區域）的電極和獎勵電極。彷彿接受到了指示一樣，這隻動物就會往左轉。如果他們想讓牠往前移動，就會在田鼠開始往前時釋放一點刺激。如果他們想要牠停下來，就只會在田鼠停下時給予刺激。

萬歲！科學創造出了第一隻機器動物。利用這個聰明的刺激控制形式，研究人員只要鼓勵田鼠往左或往右走，就能幫助牠在非常複雜的環境中找到正確方向。

機器動物技術會不會有一天被應用來創造照我們的意思行動的遙控喪屍呢？類 DBS 的刺激物，會不會有一天能治療 CDHD 症狀呢？

令人難過的是，可能不會。理由有三個。首先，目前還沒有真的喪屍能讓我們測試。第二，要植入電極以遙控喪屍所需要的時間和金錢會高得讓人卻步。在找到食物和避難處都需要一整天的情境裡，必須要有比較便宜，又比較容易擴充的技術，才能大規模地進行這種手術。最後，就像我們在本章一開頭所說的，CDHD 是一個非常複雜的問題，分散在大腦中許多區域裡。背後的源由看起來不像是失去多巴胺那麼簡單。因此，在喪屍的大腦中植入電極，可能不是那麼有助於讓活死人變回準正常的人類形式。

不過，如果真的有便宜的技術能減輕一項症狀，比方說抑制 CDHD 患者因為眼窩額葉受損導致的衝動性的話，我們做得到嗎？

當然沒問題。科學做得到。

恢復喪屍部分的眼窩額葉功能可能會需要比 DBS 的小小電極更大的「火力」。要做到這一點，你會需要利用像是跨顱直流電刺激（transcranial direct current stimulation，tDCS）之類的技術——基本上只是一個九伏特電池，加上兩條電線和兩塊海綿，只是名字聽起來好像很強——增加整個皮質區的活動。對，沒錯，就是這麼簡單，你在車庫也做得出來。

但是「請勿」在家裡製作這個東西還嘗試用在頭上！

tDCS 是用和電池連結的兩個海綿對頭皮施以少量的直流電，誘發底下的神經組織產生電流。電流會在兩個海綿間流動，刺激中間

的組織。一個海綿下方會恰好是強烈的正電流（陽極刺激）區域，另一個海綿下方則是負電流（陰極刺激）區域。在接受刺激物的陽極刺激一段時間後，海綿下方的神經元會變得比較容易興奮，代表它們更有可能放電，也更容易接受新的輸入刺激。相反的，陰極刺激會讓刺激物（海綿）下方區域的神經元比較不興奮，也比較不容易接受外來的新資訊。

　　為了簡單說明，就把陽極刺激想成把一個區域「打開」，陰極刺激就是把一個區域「關閉」。這真的能改變大腦的功能嗎？當然可以！

　　在澳大利亞的保羅‧麥昆尼（Paul Mulquiney）和他的研究團隊最近想知道 tDCS 是否能改善正常健康成人的工作記憶技巧。為了做到這一點，他們對先前講到與工作記憶有關的背外側前額皮質（見第十章）施以陽極 tDCS。他們發現，和沒有接受大腦刺激的對照組相比，背外側前額皮質接受刺激的受試者能記得比較多剛剛看到的事物。

　　當然，這距離《藥命效應》裡布萊德利‧庫伯吃的神奇藥丸還有一大段的路程，不過這確實展現了一件事：對大腦施以持續數分鐘的刺激能改變行為，就算只有幾分鐘也是。

　　讓我們回到麻煩的喪屍同志這裡。我們真的，**真的**很不喜歡的一項 CDHD 特徵，就是他們的攻擊性和衝動的啃咬行為。我們已經確定這種侵略性有部分可能是因為他們的眼窩額葉皮質功能降低。既然這最有可能是因為這個區域萎縮（失去神經元）所導致，也代表功能失調，那麼也許利用陽極 tDCS 駭進大腦，就能夠增加

不管剩下多少的眼窩額葉皮質的可興奮性。

現在，「治癒」CDHD 並非必要的，但讓我們面對現實吧，一隻服從而且比較沒有衝動性的喪屍，總比一隻憤怒亂咬人的喪屍來得好。這就是電影《我家有個大屍兄》的整個前提，一個後‧後喪屍浩劫的社會（很像《歡樂谷》（Pleasantville）[導演：蓋瑞‧羅斯；1998] 的世界）想到辦法移除喪屍啃咬的慾望，將他們做為勞力使用。這部電影利用離大腦很遠的項圈做到這一點，但我們猜《我家有個大屍兄》的作者和導演應該從來沒聽過 tDCS。也許只要通電的頭環就能達到相同的效果了。

看吧……科學是可以拯救世界。至少在假設的情境下是可以辦到的。

經過科學實證的生存技巧

不幸的是，如果你現在正受困於悲慘的喪屍浩劫中，像是 DBS或 tDCS 的神經刺激技術幫不了你（尤其是如果國家衛生研究院已經在接踵而來的混亂中被摧毀，將不再有經費補助這種研究[2]）。

但是知識就是力量。本書看到這裡，你已經透過詳細分析行為上的症狀以及豐富的神經科學知識，充分理解了 CDHD 的神經根源。你現在知道，一切的重點就是要了解喪屍的大腦：它是怎麼運作的，怎麼改變了這曾是人類的生物，以及最重要的，它的弱點是什麼。你知道喪屍的面孔失認症，在空間感與運動能力方面的缺陷，難以記住事物，而且還很難辨識物體。我們現在可以實際運用這些知識了。讓我們來為喪屍浩劫設計一套合理的生存策略。

生存守則第一條：不要和喪屍近距離搏鬥。記得喪屍看起來是沒有留下處理對痛覺有反應的神經迴路。他們可能還是會感受到痛本身，但就算你能砍掉他的一隻手臂，喪屍也還是不會有神經資源去在乎這件事。所以除非你能乾淨俐落打爆他的頭，否則我們不建議你堅持不退。

生存守則第二條：保持安靜，靜待轉機。我們前面講過，由於喪屍很可能已經失去中顳葉，頂葉也受損，所以罹患 CDHD 的個體在記憶和注意力方面都有問題。他們已經失去編碼新記憶的能力，而且非常容易分心。如果你能找到一個安靜的地方躲起來，當有一個更明顯的東西抓住他們的注意力時，喪屍就會忘記你。

生存守則第三條：聲東擊西。就像我們在第二條裡講到的，喪屍很容易分心。他們的後頂葉皮質受損，導致相當顯著的抽離注意力缺失。這代表他們會受到任何引起他們注意力東西的支配。所以煙火或照明彈會很好用，能讓你從朝你而來的活死人手中脫身。

生存守則第四條：跑得比他們還快。這個技巧僅適用於你面對的是 CDHD-1 個體的時候。他們的小腦很可能受損，將使他們表現出遲緩、不協調的動作。所以 CDHD-1 型的喪屍不可能有全力衝刺的表現。事實上，在羅梅洛的《活死人之夜》裡，彼得・華盛頓就是用一模一樣的技巧逃離一屋子的喪屍。不過要記住的是，因為 CDHD 很有可能導致長期的網狀活化系統興奮（第二章），所以他們可以不斷地一直走來走去。因此，如果你不小心一點，他們很有可能像龜兔賽跑裡的烏龜一樣後來居上。

生存守則第五條：不要跟他們講道理。CDHD 會表現出大腦

2 你該學到的教訓是：如果你希望科學持續保護你的安全，就在這方面多投入一些經費！　**239**

的語言迴路大規模失能。意思是，喪屍無法理解你說的話，也無法回應你。此外，大腦長期啟動「戰鬥」系統可能會凌駕於其他的所有情緒感受，意思是喪屍真的只知道兩件事：**憤怒和飢餓**。這是那些一直想要說服剛剛才從摯愛變成喪屍的那些人一再犯下的錯誤。「記得我嗎，強尼？我是蘇珊。我是你姊姊……啊啊啊啊啊啊！」

生存技巧第六條：模仿他們。「打不贏他們，就加入他們」如先前已經確認的，喪屍無法辨識臉孔，可能主要是因為他們的側面視覺通道受損。因此，他們辨識他人的能力幾乎完全是靠非臉部的特徵，例如走路的方式或聲音。如果面臨一大群的活死人，又沒有立即能逃離的選項，那麼就像《活人牲吃》裡的尚恩和朋友那樣吧：模仿喪屍的行動。做得夠好你就能在群體中來去自如而不被發現。你不需要奧斯卡獎等級的演技，只要能給活死人夠多線索，讓他們覺得你是他們的一份子，而不是美味的人類就夠。

這就是給你各位的生存技巧清單。如果有一天科學能想出利用神經刺激治癒活死人的方法，那就再好不過了。在那之前，我們還能使用科學知識讓生存的機率提升至最高。透過利用對正常人類大腦的知識，獲得對喪屍大腦的理解，發展出了一個面對喪屍浩劫並在當中存活下來的方式。

又一次的，科學可是救了你一命咧，不用客氣。

資料來源與延伸閱讀

Evans, Harry C., Simon L. Elliot, and David P. Hughes. "Hidden diversity behind the zombie-ant fungus Ophiocordyceps unilateralis: Four new species described from carpenter ants in Minas Gerais, Brazil." PLoS One 6.3 (2011):e17024.

Fellows, Lesley K., and Martha J. Farah. "Is anterior cingulate cortex necessary for cognitive control?" Brain 128.4 (2005):788–96.

Moore, Janice. "The behavior of parasitized animals." Bioscience(1995):89–96.

Mulquiney, Paul G., et al. "Improving working memory: Exploring the effect of transcranial random noise stimulation and transcranial direct current stimulation on the dorsolateral prefrontal cortex." Clinical Neurophysiology 122.12 (2011):2384–89.

Perlmutter, Joel S., and Jonathan W. Mink. "Deep brain stimulation." Annual Review of Neuroscience 29 (2006):229–57.

Sotelo, Julio, Vicente Guerrero, and Felipe Rubio. "Neurocysticercosis: A new classification based on active and inactive forms: a study of 753 cases." Archives of Internal Medicine 145.3 (1985):442–45.

Talwar, Sanjiv K., et al. "Behavioural neuroscience: Rat navigation guided by remote control." Nature 417(2002):37–38.

Webster, Joanne P. "Rats, cats, people and parasites: The impact of latent toxoplasmosis on behaviour." Microbes and Infection 3.12 (2001):1037–45.

Widner, Hakan, James Tetrud, Stig Rehncrona, Barry Snow, Patrik Brundin, Björn Gustavii, Anders Björklund, Olle Lindvall, and J. William Langston. "Bilateral fetal mesencephalic grafting in two patients with parkinsonism induced by 1-methyl-4-phenyl-l, 2, 3, 6-tetrahydropyridine (MPTP)." New England Journal of Medicine 327.22 (1992):1556–63.

Zangrossi, Helio, Jr., and Sandra E. File. "Habituation and generalization of phobic responses to cat odor." Brain Research Bulletin 33.2 (1994):189–94.

致謝

我們兩人都想要感謝許多幫助我們實現這個想法，讓它從白日夢變成數位出版的現實的人。

我們要感謝麥特・孟克，他在二○一○年問了布萊德一個簡單的問題，從此讓我們一腳踏進這個無法脫身的泥沼。麥特和整個喪屍研究社從一開始就是這個喪屍大腦計畫最棒的堅定支持者。喪屍阿宅們站起來！

感謝伊莉莎・艾米諾夫（Elissa Aminoff）、艾丁・傅林克（Adeen Flinker）、亞當・葛林保（Adam Greenberg）、李察・艾佛瑞（Richard Ivry）、德瑞克・李本（Derek Leben）、布萊西德・林區（Brighid Lynch）、塔拉・莫斯沃斯（Tara Molesworth）、約翰・派勒斯（John Pyles），以及克絲汀・威肯斯（Kristine Wilckens），為我們的原稿設計與架構提供意見，讓它從半調子的喪屍怪胎計畫變成真正的神經科學書籍。

感謝提姆的大一「喪屍神經科學」討論課，幫助我們腦力激盪，思考喪屍的大腦可能是什麼狀況，並且一同度過許多個邊吃披薩邊看爛恐怖片的夜晚。感謝我們系的主任與導師，讓我們能在教學與研究中抽出時間寫這本關於喪屍的傻書。

最後，我們都想要感謝我們最美好的伴侶，潔西卡・沃提克（Jessica Voytek）和安卓雅・威斯坦恩（Andrea Weinstein）幫了我們大忙；她們不只忍受我們半夜不睡覺，看喪屍電影做「研究」，還幫我們看了很多次初期的草稿，聽我們沒完沒了地講喪屍大腦，還

在我們覺得太累寫不下去的時候鼓勵我們。

字彙表

雖然我們很努力避免，不過我們還是不得不在本書中用到很多科學上的專有名詞，所以我們把所有的定義都放在這裡。

<u>專業建議</u>：每天在日常生活對話中使用這些單字，能讓人提高對你的智商評價[1]。

- **動作電位**——細胞極性的改變，由軸突自細胞體向外傳遞，導致神經傳導素釋放到突觸間隙。

- **腎上腺**——內分泌腺體，釋放腎上腺素和皮質醇等激素，對於調節壓力和戰鬥或逃跑反應相當重要。

- **侵略性**——有敵意的行為，通常有造成傷害的意圖。

- **失認症**——辨識或詮釋感官經驗的失能或困難。

- **運動感覺缺失**——失去感知自己動作的能力。

- **異手症**——一種神經疾病，一隻手（其實是手臂）會在不受個體自主控制的情況下執行複雜或協調的動作。

- **杏仁核**——中顳葉一個杏仁狀的區域，負責調節覺醒與情緒的處理程序。很有可能和位在該處正後方的海馬回的功能有連結。

- **前向失憶症**——無法形成新回憶的一種損傷，但舊的記憶都保持完好。對照<u>回溯型失憶</u>。

- **失語症**——一種神經疾病，會同時破壞說話和理解的語言功能。

- **弓狀束**——一大束白質纖維，連結和語言功能有關的大腦各區域。

- **弧形核**——在下丘腦的一小群細胞，學界認為與食慾有關。

- **失調症**——無法控制運動動作。

- **注意力**——某種刺激（來自內部或外部）透過專注聚焦而被強化，而其他未被注意的刺激則被削減或甚至抑制的認知過程。

- **聽覺皮質**——顳葉處理耳朵聽見的聲音的部分。整個聽覺皮質由專門處理各種聲音的不同區域所組成。

- **軸突**——從神經元體細胞伸出的長卷鬚狀物，將動作電位傳遞到其他細胞。

- 軸突末端旁邊就是下游神經元的樹突。軸突有時候會覆蓋一層髓鞘質，可支援將動作電位傳遞到遠方。

- **軸突末端**——與突觸後神經元形成突觸的軸突末端。

- **巴林氏症候群**——一種神經學症狀，起於左右腦的頂葉同時受損。會導致嚴重的注意力缺陷，包括同步失認症、視覺共濟失調症、動眼失用症。

- **基底核**——一群埋在皮質下方的腦核，由紋狀體（尾核、殼核、依核）、螺旋體、視丘下核、黑質、丘腦所組成。這個系統會與皮質形成迴路，扮演觸發運動控制、工作記憶等不同運算的閘門。

- **基底膜**——你的耳朵裡會依照不同頻率震動的一片膜。

- **盲視**——儘管無法有意識地表示看見物體，但仍有能回應視覺訊號的能力。

- **大腦**——一群神經元與白質，加上所有支援的組織，形成中樞神經系統的主幹，不包括脊髓。

- **腦幹**——一束神經組織，位在大腦的基底、脊髓的頂端。腦幹由許多不同的核及大腦區域所組成，包括延腦與橋腦，這些區域大部分是控制基本的身體功能，包括清醒（或覺醒）、走路、呼吸。

- **布洛卡失語症**——一種語言症狀，產出語言的能力受損。也稱為**表達性失語症**。

- **布洛卡區**——前額皮質的一部份，位在額葉回內，與產出語言有關。

- **卡普格拉妄想症**——錯誤地相信你認識的人已經被替身給取代了，就算他們長得一模一樣也是。

- **細胞體**——也稱為**體細胞**。細胞的中央部分，支撐新陳代謝過程，整合來自樹突的資訊。動作電位是從這裡開始的。

- **中樞神經系統**——大腦與脊髓。

- **小腦**——位在大腦後下方花椰菜形狀的構造。這裡負責很多不同功能，但最為人所知的是在運動控制方面扮演的角色。

- **舞蹈症**——無法控制的肢體抽筋動作，和多種運動動作失調有關，包括杭丁頓疾病以及昏睡型腦炎。

- **晝夜節律**——在大約二十四小時的時間裡表現出週期性波動的生理過程。

- **認知**——神經系統處理和／或儲存資訊留待之後使用的統稱。

1 未經科學實證。

- 丘——處理快速感官訊號以及控制基本運動功能的中腦細胞。在上面的那群細胞稱為**上疊體**，專門處理視覺資訊。在下面的那群細胞稱為**下疊體**，專門處理聽覺資訊。

- **傳導性失語症**——一種語言症狀，導致難以重複剛剛才聽見的語句，源於弓狀束受損。

- **意識**——？？？

- **鞏固**——將暫時的記憶痕跡轉換成長期記憶以儲存的過程。

- **對側的**——身體的相對側。另參考**同側**與**側化**。

- **胼胝體**——連結左右腦皮質最大的神經束。

- **皮質**——見**新皮質**。

- **皮質性失明**——由於大腦的視覺皮質受損而非眼睛受損而無法看見事物。

- **皮質酮**——許多動物的腎上腺透過 HPA 軸釋放的一種類固醇激素，與增加壓力與侵略性行為有關。這種激素在人類身上的類比是皮質醇。

- **皮質醇**——一種壓力激素，在新陳代謝與控制血糖方面扮演了一個角色。

- **科塔爾妄想症**——錯誤地相信自己已經死亡，不復存在，正在逐漸腐爛，或是失去體內所有血液或維生所必須的內臟。

- **深腦區**——通常指的是在腦幹內的構造，有時候還包括小腦、基底核、丘腦、中顳葉和／或腦幹。

- **腦深層電刺激**——一種治療法，通常用於帕金森氏症患者，會使用刺激性的電極植入腦中，以彌補異常的腦部活動。

- **樹突**——神經元的分支，會接收來自其他細胞的輸入。神經元的主要輸入源。

- **去極化**——在神經元裡，當動作電位剛開始發生，帶正電荷的離子進入神經元，減少細胞壁的負極性的過程。

- **間腦**——丘腦和下丘腦的總稱，因為它們在胚胎時期有共同的起源。

- **直接通道**——行經基底核的大腦迴路，負責啟動或參與動作。對照**間接通道**。

- **DISENGAGEMENT DEFICIT ／抽離注意力缺失**——因為頂葉部分受損導致自主控制注意力的困難。

- **多巴胺**——一種神經調節物質，在基底核內有強烈的表現（和其他大腦區域相

比），在凸顯性與獎勵預測方面扮演重要的角色。

- **背側視覺資訊流**——資訊傳導通道，經過頂葉，在空間注意力與視覺感知方面扮演重要角色。也被稱為「在哪裡」通道。對照**腹側視覺資訊流**。

- **回聲定位法**——利用聲音定位空間中的物體。

- **ELECTROENCEPHALOGRAPHY（EEG）／腦電圖**——總結大量神經元群體的電活動的紀錄，用於研究大腦與行為間的關係。

- **情緒**——包括心情與感受的心理狀態，通常會用正面或負面的數價來衡量，有各種強度之分。

- **昏睡型腦炎**——一種起源未知的疾病，在二十世紀初期爆發。受害者會出現長期的嗜睡，有覺醒的困難，某些病例還會進入接近永久的植物人狀態。馮艾克諾默用他對於這項疾病的研究提出自己對於大腦如何調節睡眠的理論。

- **編碼**——見記憶編碼。

- **內分泌系統**——動物體內的腺體系統，會釋放激素到循環系統內。

- **內分泌學**——研究激素對生理程序的影響，尤其是內分泌系統，

- **腎上腺素**——一種因為有壓力的情況被觸發的激素，可幫助啟動戰鬥或逃跑的反應。

- **情節記憶**——一種事件或經驗的記憶形式，尤其是能用口語重述回憶的那些。

- **執行功能**——一個廣泛的名詞，涵蓋各種認知處理程序，包括注意力、工作記憶、規劃和建立目標。

- **外顯記憶**——我們能自由回想的記憶，通常能以口語描述。

- **表達性失語症**——見**布洛卡失語症**。

- **外紋狀皮質**——枕葉裡的一個區域，就在初級視覺皮質外，專門處理視覺訊號。

- **臉孔網絡**——一組腦部區域，對於臉孔的反應大過於對其他視覺刺激的反應，被認為每一個區域都在感知與辨識臉孔方面扮演關鍵角色。

- **流暢失語症**——見**威尼克失語症**。

- **戰鬥或逃跑反應**——一組自動的生存行為，會調節心跳、呼吸、消化和覺醒，讓有機體準備好應對感知到的威脅。衍生自演化上較古老、較深的腦部區域。

- **額葉**——大腦四個腦葉其中之一。位在大腦前端，包含與其他功能有關的次區域，

例如運動控制、語言產生、感受回饋、情緒，以及決策。

- **梭狀臉孔腦區**——梭狀回上的一個區域，對臉孔的反應多過於對其他物體的反應。是臉孔網絡的一部份。

- **梭狀回**——在顳葉上的一個回，是腹側視覺資訊流的一部份。

- **飢餓肽**——一種和誘發飢餓感有關的激素。

- **神經膠質**——大腦中支援神經元的一種細胞，會清理廢棄物或副產品。神經膠質也可能會幫助支援大腦內的資訊處理，但這個假說目前仍有爭議。

- **灰質**——大腦中主要由細胞體和樹突所組成的部分。

- **核**——折疊的細胞組織的隆起部。

- **偏側空間忽視**——由於右頂葉受損導致注意空間左側出現困難，反之亦然。

- **半腦**——大腦系統的左半與右半。許多腦區域都被分成左右兩側，但是這個詞通常用來指左右半邊的新皮質，兩者間由三束白質所連結：胼胝體、前聯體和後連合。

- **海西耳氏回**——在鎳葉的一個回，含聽覺皮質。

- **海馬回**——海馬形狀的區域，位在顳葉內，與形成長期情節記憶以及空間導航有關。

- **激素**——化學物質，由腺體所分泌，會透過改變大腦或心臟目標器官的活動影響生理和 / 或行為。

- **食物偏好改變**——有將東西放進嘴巴裡的強迫性渴望。

- **過食症**——強迫性的飢餓或過度進食。

- **性慾亢進**——強迫性的性衝動或行為。

- **下丘腦 - 腦垂體 - 腎上腺軸**——一個大腦區域網絡，由上述部位組成，會觸發壓力反應。

- **下丘腦**——一小群細胞核，位在丘腦正下方，調節內分泌系統。

- **內隱記憶**——關於我們學會的事物的記憶，通常是技能，不能輕易地、有意識地回想。

- **間接通道**——行經基底核的大腦迴路，負責抑制動作。

- 對照**直接通道**。

- **下疊體**──見**丘**。

- **離子通道**──細胞體內和神經軸突極微小的開口處，可以開關，允許或限制特定分子進入或離開細胞。

- **同側的**──身體的相同側。對照**對側的**。

- 另參考**側化**。

- **克魯爾布西症候群**──一種罕見的疾病，會導致性慾亢進、常把東西放進嘴裡的長期渴望，以及極端的順從性。源自於左右腦杏仁核同時受損。

- **語言**──（僅限於人類？）利用有結構的規則（也就是文法）溝通想法的能力。

- **外側膝狀體**──位在丘腦的一群細胞，會將來自眼睛的資訊接力傳遞到在枕葉的視覺皮質。

- **側化**──一個大腦現象，一種特定功能多由大腦的某一側處理，勝過另外一側。這樣的處理過程被稱為「已側化」；如果是由大腦兩側平等控制的功能則是「雙邊的」組織。另參考**對側的**及**同側的**。

- **瘦素**──一種和減少飢餓感，讓你覺得「飽了」有關的激素。

- **病灶**──導致大規模、局部的細胞死亡的組織損傷。

- **邊緣系統**──腦中各區塊形成的網絡，控制多種行為處理過程，包括但不限於飢餓、獎勵回饋、情緒、恐懼、憤怒和記憶。邊緣系統包括杏仁核、下丘腦、海馬回和丘腦等部位。

- **乳狀體**──位在下丘腦下方的小核，與杏仁核和海馬回連結密切，與記憶有關。是**巴貝茲迴路**的一部份。

- **中顳葉**──顳葉靠近大腦中間的一部份，主要處理記憶和情緒處理過程。

- **記憶編碼**──將感官刺激物轉換為心理陳述的過程。

- **擷取記憶**──見**擷取**。

- **中腦**──大腦的一區，位在丘腦和腦幹中間。裡面有一組和各種功能有關的多個細胞核，包括視覺、聽覺、動作控制，以及和睡眠與體溫控制之類的調節功能。

- **鏡像神經元系統**──在你執行動作以及看見別人執行相同動作時會啟動的一群神經元。

- **運動皮質**──額葉裡的一區，位在頂葉的邊緣，會將訊號傳遞給肌肉以控制運動

動作。在運動皮質內有前運動區,與運動規劃有關,初級運動皮質則與運動動作的製造有關。

- **新皮質**——也稱為皮質。演化上較年輕的區域,位在大腦的上表面,由四個葉所組成(枕葉、顳葉、頂葉和額葉),每一個葉在左右腦都有,如複製品。

- **神經**——軸突的集合體,在大腦與周邊神經系統間傳遞神經元訊號。

- **神經造影**——評估大腦構造與功能的方法的統稱,包括磁振造影(MRI)、功能性磁振造影(fMRI)、正子放射造影(PET)、腦電圖(EEG)和腦磁波儀(magnetoencephalography,MEG)。

- **神經學**——處理大腦失調與疾病的醫學專科。

- **神經調節物質**——神經傳送素的亞型,調節下游細胞對其他輸入訊號的敏感度。

- **神經元**——大腦裡利用電化學訊號彼此溝通的細胞。 所有神經元的構造都有三個部分:樹突、體細胞(或細胞體)以及軸突。

- **神經肽**——作用如神經調節物質的類蛋白質小分子。

- **神經科學**——<u>史上最酷的學科領域</u>。研究大腦與神經系統以及兩者間與行為的關係的科學。

- **神經傳送素**——越過突觸間隙傳送,並且讓神經元能互相溝通的化學物質。刺激性的神經傳送素會使下游神經元放電增加;抑制性的神經傳送素會使下游神經元放電減少。

- **核**——(一)在神經解剖學和本書中最常使用到的意義是,物理上彼此距離十分接近且相互連結極為緊密的許多神經元的集合。(二)在細胞生物學上指的是單一細胞的「控制中心」。

- **眼球震顫**——難以控制眼球順暢地從看某一個位置移動到看另一個位置。對照**動眼失用症**。

- **枕葉臉孔區**——枕葉上的一個區域,接近梭狀回,對臉孔的反應多過於對其他物體的反應。是臉孔網絡的一部份。

- **枕葉**——大腦四個腦葉其中之一。位在大腦後端,主要與處理視覺訊號有關。

- **動眼失用症**——難以自主移動眼球去看你想看的東西。

- **嗅球**——一群接收來自鼻子的嗅覺(聞到的)輸入的神經元。

字彙表

- **視覺型失語症**——說出你看見的物體的名稱有困難。
- **視覺共濟失調症**——向你看見的物體做出伸手拿取的動作有困難。
- **視交叉**——沿著視神經的一個區域,來自兩眼的訊號在此交叉。位在額葉的下方,緊貼著下丘腦底下,就在腦幹的前面。
- **視神經**——將來自眼球視網膜的資訊接力傳遞到大腦的纖維束。
- **眼窩額葉皮質**——額葉的一個區域,就在你的眼球後上方。這裡會調節獎賞回饋的處理、情緒和自動或衝動的行為控制。眼窩額葉皮質通常被視為邊緣系統的一部份。
- **催產素**——哺乳動物的一種激素。在中樞神經系統內扮演重要角色,會改變社交行為。
- **巴貝茲迴路**——涉及情緒的一群大腦區域,包括杏仁核、海馬回和皮質裡的邊緣系統。
- **海馬回旁位置區**——在顳葉的一個區域,接近海馬回,對於看見的地點與景色的反應大過於其他視覺刺激物。
- **頂葉**——大腦四個腦葉其中之一。位在枕葉的正前方,顳葉的上方。頂葉的不同區域各與空間注意力、語言理解和處理觸覺感覺有關。
- **帕金森氏症**——神經學上的疾病,是由於負責接力傳遞神經傳送素多巴胺給大腦其他部分的黑質內細胞死亡所導致。這種疾病最顯著的症狀是很難規劃與協調運動動作。
- **周邊神經系統**——在中樞神經系統外的神經和神經節。
- **費洛蒙**——植物或動物用來溝通或改變行為的化學信號。
- **方位細胞**——海馬回內的細胞,在動物進入房間或環境中特定位置時會開始編碼。學界認為方位細胞能幫助編碼一個人在空間中移動的經驗。
- **前額葉皮質**——額葉皮質的前段,涉及執行功能,包括工作記憶與注意力。
- **前運動區**——新皮質裡主要負責規劃運動動作的區域,而不是透過控制肌肉執行動作。
- **初級聽覺皮質**——聽覺皮質的次區域,是新皮質內處理聽覺資訊的第一個階段。對照**聽覺皮質**。

- **初級視覺皮質**——視覺皮質的次區，是新皮質內處理視覺的第一步驟。對照**視覺皮質**。

- **程序記憶**——一種形式的內隱記憶，涉及習得感覺動作技能。

- **本體感覺**——對四肢在空間中的位置的感覺。

- **面孔辨認缺失症**——辨識臉孔有困難或做不到。

- **臉部識別變形症**——對臉孔感知的扭曲。

- **快速動眼期**——睡眠的一個階段，特徵是眼球的快速移動。快速動眼期的睡眠被視為與鞏固記憶使其長期儲存有關。

- **接收區**——視覺通道裡的一個細胞會有反應的視覺空間區域。在初級視覺皮質裡的細胞接收區比較小，在高階視覺處理區裡比較大。

- **網狀活化系統**——與清醒和覺醒有關的一組腦幹細胞核。用電極刺激一隻在睡覺的動物的網狀活化系統會使牠立刻醒來。

- **視網膜**——在眼球後方許多細胞的集合體，會將光子轉換成神經元活動的可見光。

- **視網膜拓撲地圖**——視覺空間根據視網膜所看到的方式在視覺皮質上的地圖呈現。

- **擷取**——使先前已經鞏固的資訊回到焦點，好讓這些資訊能被使用的過程。

- **回溯型失憶症**——一種失憶症，會破壞回想舊記憶的能力，但還是能形成新的記憶。對比**前向型失憶**。

- **獎勵回饋**——會修改行為的正面刺激物。

- **同步失認症**——難以或無法一次感知超過一樣物體。

- **群居性**——動物會聚集成群的傾向，有時候會有某種階級。

- **體細胞**——見**細胞體**。

- **體感覺皮質**——在頂葉前端的一個區域，位在與額葉的交界處，會接收來自身體的觸覺訊號。

- **夢遊症**——一種睡眠障礙，會導致無意識地行走並且和周遭環境有所互動。

- **聲壓波**——耳朵處理的空氣壓力的改變，導致對聲音的感知。

- **空間注意力**——專注於環境中特定地點的能力。

字彙表

- **脊髓小腦性失調**——運動動作障礙，特徵是小腦以及腦幹其他區域萎縮。

- **刺激物驅動行為**——對感官刺激物自動且經常是非自主性的反應。

- **紋狀體**——基底核的輸入部分，會啟動直接與間接通道。紋狀體由尾核、殼核、依核所組成。另參考**基底核**。

- **黑質**——大腦的一個區域，是基底核的一部份。在黑質內的細胞會提供大腦各種不同區域都會使用的多巴胺，這區的細胞死亡是帕金森氏症的各種症狀主因。另參考**基底核**。

- **溝**——神經組織的凹折處。

- **上顳葉溝**——在顳葉表層的區域，這裡有一區對臉孔的反應大過對其他視覺影像，被認為在處理臉部情緒方面扮演了一個角色，不過目前尚未證實。STS 裡的這個區域是臉部網絡的一部份。

- **視交叉上核**——一群在下丘腦的細胞，對於光有回應，會調節身體的晝夜節律。

- **突觸間隙**——神經元的軸突和另一個神經元的樹突之間的空間。

- **電報式語彙**——布洛卡或表達性失語症的一個症狀，句子的複雜程度會被縮減，只剩下關鍵的名詞與動詞。

- **顳葉**——大腦四個腦葉其中之一。位在枕葉的正前方，頂葉的下方。顳葉的不同區域各與物體處理過程、聽覺、語言理解、記憶和情緒有關。

- **睪固酮**——一種激素，男性的含量比女性高很多，對於肌肉生長與性成熟很重要。

- **河豚毒素**——一種毒，通常在河豚身上發現，會透過阻擋控制細胞的鈉攝取的離子通道阻止神經細胞放電，通常會導致全身癱瘓。

- **丘腦**——大腦中主要的接力站，會接收與傳送訊號到新皮質的每個地方以及很多皮質下區域。這是大腦中的主要資訊收發中心。

- **跨顱磁刺激**——一種非侵入性（也就是安全的）大腦刺激，利用改變磁場以電的方式刺激皮質內的神經元。通常這項技巧會用來短暫地干擾大腦特定位置的活動，以測試一個大腦區域與行為間的因果關係。

- **結節乳突神經核**——在中腦的一群細胞，會透過網狀活化系統開始使人清醒。

- **鼓膜**——耳朵裡的一片膜，會在大氣壓力改變時振動，也被稱為耳膜。

- **活死人**——薛丁格的人：不完全活著，不完全死了。

- **迷走神經**——十二對腦神經之一。功能眾多，其中之一是提供大腦與腸胃間的溝通管道。

- **升壓素**——精胺酸增壓素的簡稱，一種哺乳動物激素。在中樞神經系統內，這種激素在許多行為裡都有一席之地，包括壓力

- **迷走神經性昏厥**——一種非自主性的昏迷發作，因迷走神經的壓力所引發。

- **腹側視覺資訊流**——行經枕葉與顳葉的視覺通道，在物體辨識與感知方面扮演關鍵角色。也被稱為「這是什麼」通道。對照**背側視覺資訊流**。

- **腹外前視核**——在下丘腦裡的一組細胞，會抑制網狀活化系統的活動，誘發睡眠。

- **視覺失認症**——在辨認你看見的物體方面有困難，尤其是難以辨別它們的意義或用途。

- **視覺皮質**——枕葉負責接收與處理來自眼睛並經由丘腦而來的輸入的部分。包括很多為不同類型的視覺訊號而特化的區域。另參考**外紋狀皮質**和**初級視覺皮質**。

- **單側視野**——你用眼睛看見的左側與右側空間。

- **視覺資訊流**——見**背側視覺資訊流**與**腹側視覺資訊流**。

- **犁鼻器**——大部分哺乳類（是否包括人類尚有爭議）的鼻腔裡裝滿神經元受器的一個小腔室，會對費洛蒙有反應。

- **瓦達測試**——一種醫學做法，是從一側的頸動脈注射巴比妥酸鹽，基本上就是暫時讓一半的腦「睡著」。用來測試語言的側化。

- **威尼克失語症**——一種語言症狀，會損害理解語言的能力，可導致無意義的話語。也稱為**流暢失語症**。

- **威尼克區**——顳葉皮質的一部份，位在上顳葉回內，與理解語言有關。

- **白質**——大腦中主要由軸突束所組成的部分。呈現此顏色是因為髓鞘的脂肪含量很高的緣故。

- **喪屍**——活屍。只想狼吞虎嚥你的身體血肉的活死人，是社會恐懼的敘事性具象呈現。一般來說都很讚，是相當值得研究的科學主題。